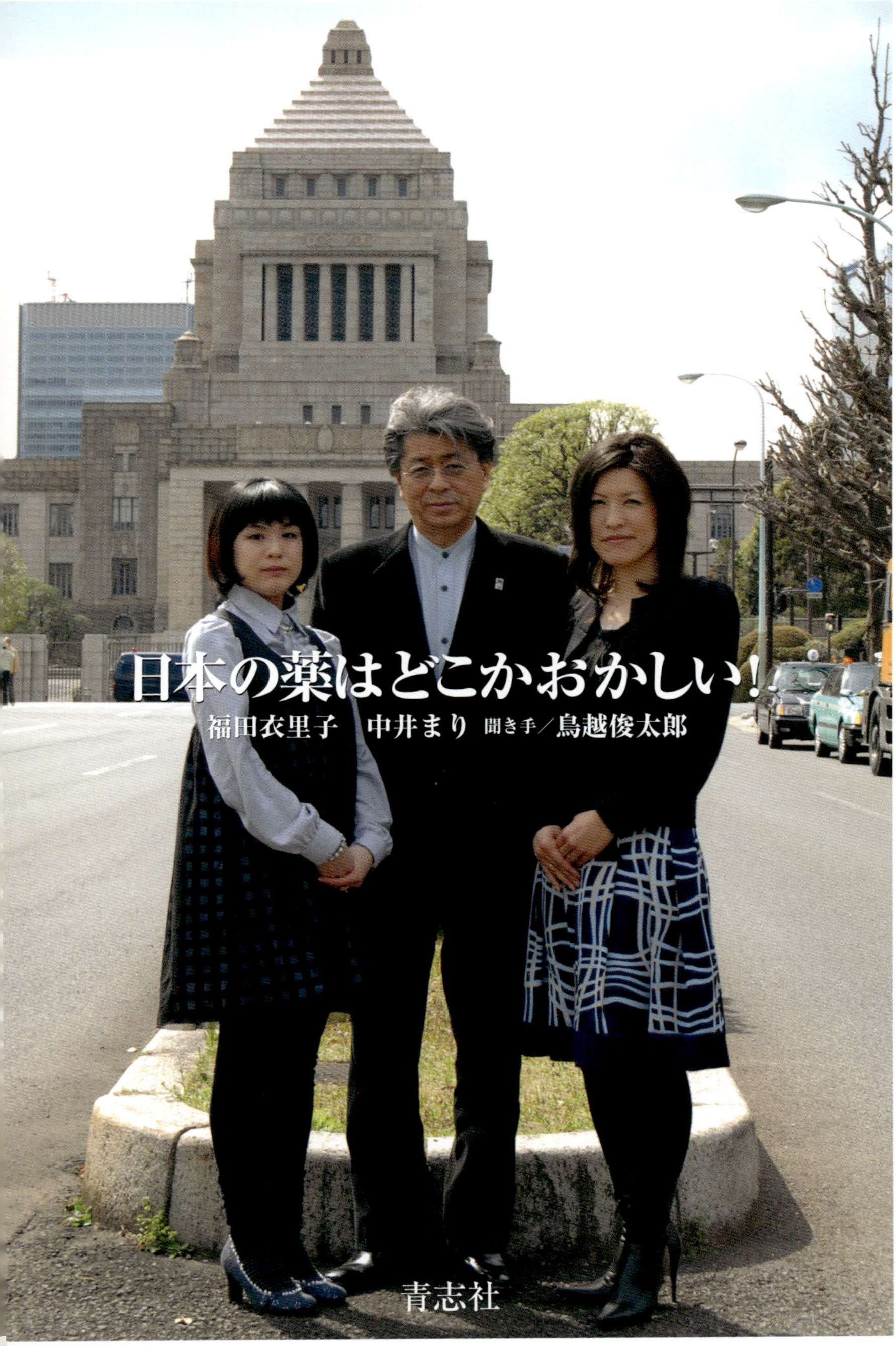

日本の薬はどこかおかしい！

福田衣里子　中井まり　聞き手／鳥越俊太郎

青志社

日本の薬はどこかおかしい！

福田衣里子
中井まり
鳥越俊太郎／聞き手

青志社

はじめに

生まれたときにC型肝炎ウイルスの混じった血液製剤を投与されたためにC型肝炎に感染し、自分だけでなく被害者全員の救済を求めて薬害肝炎訴訟原告団に加わった福田衣里子さん。

ムコ多糖症という、これまで安全で有効な治療法がなかった難病のお子さんのため、そして患者全体のために、日本では承認されていない治療薬を使えるようにするために尽力された中井まりさん。

ともに国・厚生労働省の薬事行政の不作為によって図らずも国と闘う運命を背負ってしまったが、泣き寝入りせずに堂々と立ち向かった二人だ。

出版社の企画で、二人の対談に参加してもらえないかという打診があったとき、私は非常に関心を持った。普通の一般女性がなぜ実名を公表し、体を張って国と闘わなければいけなかったのか。日本の薬事行政の実態はどうなっているのか。

私はガンであることを公表し、抗がん剤の治療を続けている。いつ転移するか、再発するかわからないなかで闘い続けている。立場も環境も異なるが、福田さんや中井さんの気持ちが少なからずわかるのではと思い、引き受けた。

インターネットが発達し、メディアのあり方が劇的に変化したいまの日本で、自分の名前で自分の考えを述べるには、勇気が必要になってきている。しかし、彼女たちは実名で、顔を出して訴えなければ国も世論も動かないと考え、勇気を振り絞って活動してきた。おかげで、温かい支援の輪を広げることができた。

一方で、彼女達は予想もしなかった代償を支払うことになる。それは、いわれのない誹謗中傷だった。匿名の、顔の見えない人間からの容赦ないバッシング。あるいは味方と思っていた人間からの思いがけない攻撃。

私もジャーナリストとして意見表明すると、さまざまなバッシングを受ける。正々堂々と議論しろと言いたいが、相手が見えない状況ではどうにもならないことも多い。今回は、実名で活動した二人から、どのような苦しみを受け、また、逆にどのような励ましを受けたのか、正直な心の内を聞き出すことができたと思う。

体を治すために使った薬に裏切られて病気になる、薬が欲しくても手に入らないうちに命を失ってしまうかもしれない恐怖を味わう——いずれも読者のみなさんには他人事ではなく、いつ自分に降りかかってくるかわからない身近な話として読んでいただきたい。そして日本の薬事行政が良くなるために、日本という国が良くなるために一人一人がすべきことは何かを一緒に考えていただきたい。

鳥越俊太郎

参考文献

『新薬、ください！―ドラッグラグと命の狭間で―』湯浅次郎（新潮社）
『ドキュメント検証Ｃ型肝炎―薬害を放置した国の大罪』フジテレビＣ型肝炎取材班（小学館）
『薬害Ｃ型肝炎女たちの闘い―国が屈服した日』岩澤倫彦 フジテレビ調査報道班（小学館）
『It's now or never―私は早く、Ｃ型肝炎とさよならしたい！―』福田衣里子（書肆侃侃房）

写真提供
時事通信社　読売新聞西部本社

資料提供
古賀克重弁護士事務所

装丁　加藤茂樹

目次

第一章　国と闘った二人の女性

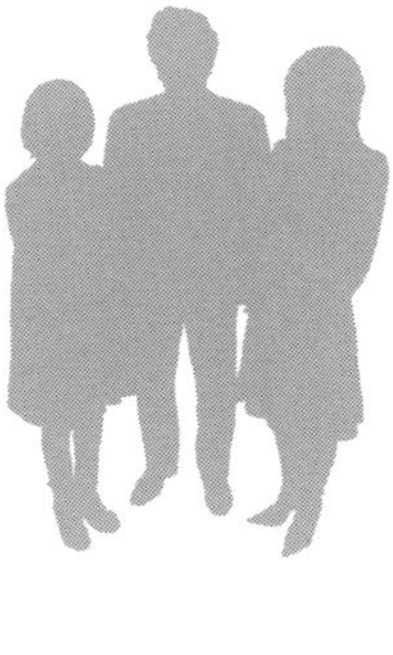

■苦難を乗り越えて

黙ってても奇跡は起きませんから（中井）
奇跡じゃないですからね。みんなで、起こしたんです（福田）

鳥越　ムコ多糖症という珍しい難病のお子さんを持つ中井まりさんと、ずさんな医療行政がもたらした薬害①によってC型肝炎にかかった福田衣里子さん。ムコ多糖症は日本でも患者がおよそ300人しかいない稀少難病だと聞きました。一方、肝炎ウイルスの保有者（キャリア）は数百万人いると言われています。患者の人数だけ見ると対照的な病気ではありますが、どちらも薬を巡って大変苦労されました。

稀少難病の場合、患者が待ち望む治療薬が海外で開発され、欧米で承認・販売されていたとしても、日本では国の審査などで時間がかかって承認がなかなか得られないというタイムラグが発生することが多く、この「ドラッグラグ」[②]という問題に、ムコ多糖症患者の中井耀《よう》くん（9歳）とそのお母さん・まりさんも直面してしまったわけです。

それに対して、薬害肝炎は、問題のある血液製剤[③]を、ろくに審査もしないで承認し、多くの肝炎ウイルス感染者を生み出してしまった。福田さんはその被害を受けました。

中井さんは「薬を早く承認してほしい」と国に訴え続け、福田さんは「問題のある薬を承認したために被害者が生まれた」として国の責任を追及してきましたね。一見すると立場が違うように見えますが、じつはお二人が同じような問題を抱えていたのではないかと感じます。薬を巡って国に翻弄《ほんろう》され、ご自身の人生が大きく変わったという点、実名を公表して体を張って世論に訴えかけ、国と闘ったことなどでも通じ合う部分があるのではないでしょうか。

くわしい経緯や問題は、のちにお伺いしたいと思いますが、まずは、この場でお会いになるまでお互いのことをどう思っていましたか？　中井さんは、福田さんのことをテレビ

---

①薬害
医薬品などによる健康上の被害。過去に、サリドマイドによる奇形、血液製剤によるエイズの発生などがある。

②ドラッグラグ
欧米で開発・発売された新薬が日本で使用が認められるまでの時間差、あるいは海外で新薬が先行販売され、国内では販売されていない状態のこと。現在、欧米との発売時間差は約4年といわれている（P60参照）。

③血液製剤
輸血用や治療用に、人間の血液から製する薬剤。止血剤として使用される。

でご覧になる機会も多かったでしょう?

中井　ええ。ですから、今日初めてお会いしたとは思えなくて。福田さんがテレビに出てこられたときは、とても若い方が行動を起こされたんだなと思って、本当に印象深かったんです。私も数回、ニュース番組やドキュメンタリー番組からの取材を受けたことがあるのですが、もともと人前で話すことに慣れていたわけでもありませんし、いつもすごく緊張してしまって。でも、私が声をあげて伝えないとたくさんの人にわかっていただけないという思いだけで、必死で訴え続けてきたんです。だから、福田さんのような若いお嬢さんが、大勢の前で懸命にお話しされている様子は人ごとではありませんでした。

問題は違っても、20代の女性がこうして一生懸命がんばっているという事実を知って心強かったし、緊張してるんじゃないかなと勝手に心配したりして、なんというか、同志のように感じていたんです。いつも「がんばって！　応援してるよ！　私もがんばるよ！」っていう気持ちでした。

福田　私もテレビのドキュメントや報道で中井さんのことを拝見していました。私も同じ気持ちでしたね。病気になった経緯も病気の症状も、国へ訴えている内容も、表面的には違うけれども、根本のところでは一緒だな、すごく似ているところがあるなと思っていたんです。

鳥越　ぶち当たっていかなければならない共通の壁がある二人がここで出会った。今日は何か運命的な出会いのようですね。

最初におさえておきたいのですが、現時点ではお二人とも一応勝ち取ったものがあるわけです。中井さんでいえばムコ多糖症という難病の薬の承認を前例がないほど早めたわけですし、福田さんに関しては薬害肝炎救済法④が2008年1月11日に成立しました。完全勝利と言えるのかというとまだ疑問が残りますが。

そうした、前向きに評価できるところがお二人ともあるので、いまこうして笑顔で話ができるのかもしれませんね。お互いにかなり難航している状況で会っていたら、笑顔で話はできなかったかもしれません。やはり、いろいろなことを乗り越えて声をあげ、行動してきたからこそだと思います。そうした行動にかきたてる原動力は何なのでしょうか。

福田　もちろん、まだすべて解決したわけではないし、「笑顔」といってもすべてが終わ

④薬害肝炎救済法
薬害肝炎の被害者に給付金を支給する特別措置法。2008年1月11日に、参議院本会議で全会一致で可決、成立。

っての満足した笑顔にはなれませんけど。なんでしょうね。この問題を自分のなかだけで折り合いをつけて解決させてしまうこともできたと思いますが、そうすることで終わってしまってはいけないと思ったんです。「社会が良くなればいい」と、待っているだけでは変わらない。私にできることは神頼みだけではないと思ったんです。どこかで希望は持っているけれども、神頼みで待っているだけではいられない。だからこうして行動しているんだと思います。

中井　私も、黙って待っていても奇跡は起きないということを、嫌というほど感じてきましたから。手記[5]にも書きましたが「奇跡」という言葉はあまり好きじゃないんです。誰かがしてくれない、と文句を言うのではなく、私なりにいまできることを精一杯やりたいと思ったんです。

福田　ムコ多糖症の薬の承認が早まったのも、議員立法[6]の成立も、ただ待っている間に自然に起きた奇跡じゃないと思います。みんなで、起こしたんです。

私は、行動するべくしてやったという感じがある。ときどき、こうして行動しなければならなかったから薬害に遭ったんじゃないかと思うことさえあるんです。何かに導かれて、偶然が重なってここにいると。ただの薬害肝炎被害者のままで、終わりにしたくはなかった。それじゃあ、何のために薬害肝炎に遭ったのかがわからない。ただ体がきついだけで終わりたくなかったんです。

ただ、誰もが行動できるわけではないと思います。中井さんも私も、お互いに多少の無理はあっても行動できる状態だったし、家族の理解があった。だからこそ、行動できる環境にいる人は、やるべきことがあるからこそ、その環境にいるんだと思ったんです。

中井　福田さんもそうだと思うけど、立ち上がって行動することはほんの小さなきっかけであって、私たちだけが成し遂げたわけじゃないということはしっかりと伝えておきたい。私たちの力なんてほんのわずかなことです。

でも、どんなに小さくても、最初のきっかけがあるかないかで大きく変わってくるんだと思います。小石をポンと投げ入れたら、そこから波が生まれて、たくさんの人の支えと、マスコミの人たちの報道と、世論が動いて、大きな大きな波になった。その波に気づいて厚生労働省や製薬会社の人たちがそれに応えてくださった。小石だけでは気づかなかった

---

⑤**手記**
『命耀《かがや》ける毎日』（小社刊）

⑥**議員立法**
議員が法律案を発議して行われる立法、又はこれによって成立した法律そのものを「議員立法」と呼ぶ（詳細はP86参照）。

のかもしれないなって思うんです。だからこその結果だと思っています。

普通に生活していると、薬は薬局や病院に行けば処方してもらえるものだし、日本で薬の問題を認識する機会はほとんどありません。私だって、本当に何も知りませんでした。だけど、息子の命がかかって初めて、切迫した問題だと気づいたんです。これは何も私たちだけでなく、すべての人に起こり得ることです。そのことに気づいて、自分のこととして受け止めてくれる人たちがいたからこそ、波が広がっていったと思っています。

■進行性小児難病「ムコ多糖症」

家族がバラバラになって アメリカで治験を受けなければならなかった（中井）

鳥越　これから、お二人それぞれの薬の問題との関わり、そして声をあげ、行動すること に至った経緯を具体的にくわしくお伺いしたいと思います。

お二人とも、息子さんやご自身が病気だとわかるまでは、ほかの人たちと同じように生活してきたわけですよね。中井さんは働くお母さん、福田さんは20歳のお嬢さんだったのに、こうして立ち上がり、動きだした。その原動力、動きだすまでの流れをまずお聞かせください。

まずは、中井さん。息子さんの耀《よう》くんが2歳でムコ多糖症と告知されたときには治療薬がまだ開発されていなかったそうですね。

中井　ええ。ムコ多糖症には7つのタイプ（P20参照）があって、息子の耀《よう》はⅡ型なのですが、告知された2001年1月当時には、「Ⅱ型はいまのところ誰でも受けられる治療方法はない」と言われました。

ムコ多糖症という病名は、聞いたこともありませんでした。だから、最初に「ムコ多糖症」と聞いたときは、あまり重くは考えてなかったんです。私はそれまで大きな病気とは無縁の生活をしていましたから、風邪をひいたら薬を飲めばいいし、盲腸炎なら手術すればいい、時間はかかってもほとんどの病気が治るものだと思っていたんです。

病気に対する認識がものすごく甘かった。難病は自分とは関係のない遠い世界のものと思っていました。まさか自分の子供が難病を抱えて生まれてくるなんて考えたこともありませんでしたから。そのため、「ムコ多糖症」を調べることから始めました。

まず、初めて見たムコ多糖症の資料に載っていたお子さんの写真が耀《よう》にそっくりで、それに衝撃を受けたんです。その後、ムコ多糖症の患者さんのご家族の方が作られているホームページを見ると、その内容が耀《よう》と重なって。読めば読むほど、だんだんその経過が、その光景が、耀《よう》の未来と重なっていくんです。「20歳の晩に心臓が止まって一人亡くなった」というのもたまらなく悲しくて。本当に、耀《よう》の未来に十分すぎるくらい当てはまった。その方のご冥福を心からお祈りしたことと、何とかしなくっちゃ、悲しい現実が待っていることを知ってしまった、このままじゃダメだと思いました。未来はこうなんだという現実を目の当たりにしたから。放っておけば、時間が経つほど動けなくなって、大人になれずに死んでしまうかもしれないと。いまでもあのときのことを思いだすと涙が出ます。

ムコ多糖症とは……

体内で作られるある種の物質を酵素の働きで分解・排出することを「代謝」といい、生まれつき体の中で酵素が作られなかったり、少なかったりすることで、この「代謝」がうまくできないためにいろいろな障害を引き起こす病気のことを、「ライソゾーム病」と呼ぶ。

小児難病「ムコ多糖症」は、このライソゾーム病の一種で、遺伝子の異常により、体の中の代謝物質「ムコ多糖」を分解する酵素がないため、「ムコ多糖」が体中に溜まっていくことで、さまざまな障害を引き起こす病気である。

「ムコ多糖症」は日々、症状が進行していく病気で、溜まっていく「ムコ多糖」はさまざまな臓器に障害を起こし、結果的に徐々に衰弱していき、知能障害・運動能力・聴力の喪失と呼吸困難などを伴い、早期に亡くなってしまう。病気の重篤度と症状は個々の患者によって異なるが、ほとんどの患者の寿命は通常10歳から15歳までといわれている。

ムコ多糖症　7つのタイプ

Ⅰ型　重症型の「ハーラー症候群」と比較的予後の良い「シャイエー症候群」に分かれる。前者は乳幼児期に精神運動発達遅滞が見られ、10歳前後までに死亡する最重症のタイプ。

Ⅱ型　「ハンター症候群」　Ⅰ型の重症型と似ている。ムコ多糖症中、唯一のX連鎖劣性遺伝疾患である。

Ⅲ型　「サンフィリッポ症候群」　多動、睡眠障害。重症の精神運動発達遅滞を示す。

Ⅳ型　「モルキオ症候群」　特異で高度な骨変形が起こるが、知能的な障害はない。低身長。

Ⅵ型　「マロトー・ラミー症候群」　Ⅰ型に類似するが知的障害は通例起きない。

Ⅶ型　「スライ病」「グルクロニダーゼ欠損症」とも呼ばれる。症状は多岐にわたる。

Ⅸ型　「ヒアルロニダーゼ欠損症」　世界でもごくわずかな症例しか見つかっていない。

中井まりさん・ムコ多糖症　これまでの過程

1998年	10月6日	中井家の長男・耀《よう》くん誕生
2001年	1月	「ムコ多糖症Ⅱ型ハンター症候群」と診断される
	4月	骨髄移植のドナー候補が3人見つかるが、移植手術には至らず
	8月	関西テレビのニュース番組に実名を公表し、出演

耀《よう》は、ムコ多糖症という進行性の難病です。

ムコ多糖症は、成長するにつれ、内臓や骨や脳が侵され、あまり長く生きられない恐ろしい病気です。これといった治療法も、お薬もありません。

骨髄移植をするには、白血球の型が合わないとできません。

どうか、一人でも多くの方に、骨髄バンクの登録をお願いします。

そしてどうか、耀《よう》や、耀《よう》と同じように骨髄移植を待っている子供たちのもう一人の命のお父さん、命のお母さんになってください。（ニュース番組内での呼びかけ）

2002年	3月24日	豊中駅にて「骨髄バンク」ドナー登録会を行う
		その後、関西を中心に骨髄バンク登録推進活動を開始
2003年	12月	アメリカでのムコ多糖症Ⅱ型治療薬の治験（P27）の世界公募に応募する
2004年	1月22日	正式に治験の参加を認められる。相談の末、アメリカには父・浩さんが同行することに
	2月22日	治験に参加するため、アメリカ・ヒューストンへ出発
	3月10日	第1回目の治験薬投与。その後、週1回、計52回、投与が行われた
	9月	日本テレビのドキュメンタリー番組　取材開始
2005年	5月8日	「NNNドキュメント'05」（日本テレビ系）放送『1億3000万分の300＝0ですか?〜治療を求める稀少難病患者たち〜』
		この番組を見た、バンドネオン奏者の小松亮太さんなど、多くの方から支援の声が寄せられる
	7月29日	厚生労働省・川原章審査管理課長（当時）と面会
	8月	ムコ多糖症Ⅰ型治療薬「アウドラザイム」の申請書類が製薬会社から厚生労働省に提出される
	8月9日	治験薬投与、最終日。治験終了

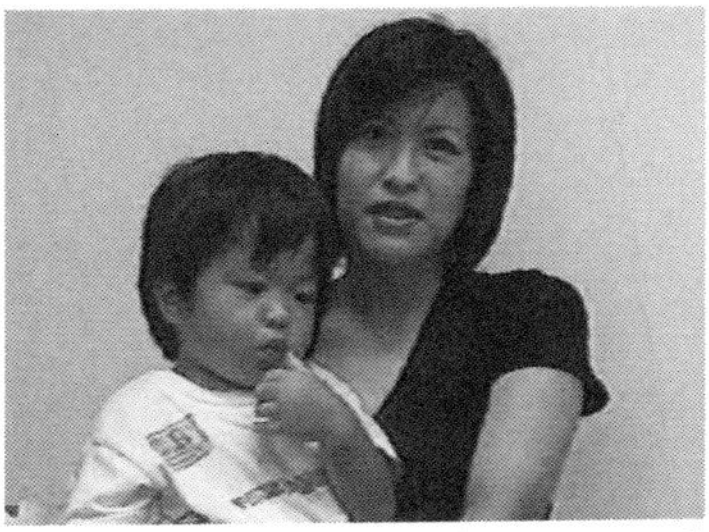

実名を公表し、関西テレビのニュース番組に出演

8月16日　耀《よう》くん、浩さん帰国
8月21日　「ムコ多糖症支援・チャリティライブ」開催

2006年
5月　「ムコ多糖症支援ネットワーク」(ムコネット)発足
「ムコネット」にて、輪番ブログ開始
6月27日　赤松正雄厚生労働副大臣(当時)と面会。耀くん、まりさんをはじめ、6家族が参加

もう、患者たちは、待てないのです。

ムコ多糖症は進行性の小児難病です。

少しでも早く、治療薬を認可していただかないと、幼い命が消えていきます。

どうか、治療薬の早期承認をよろしくお願いいたします。(赤松厚生労働副大臣への陳情より)

7月　レゲエグループ湘南乃風・若旦那さんがムコ多糖症の支援を表明
9月29日　湘南乃風『いつも誰かのせいにしてばかりだった俺Tour2006』の大阪・広島・仙台・新潟・沖縄公演にて、ムコ多糖症の子供たちのためのシークレットライブを開催
以後、若旦那さんは各会場でムコ多糖症について、MCで訴え続けた

前にテレビを見ててムコ多糖症っていう病気にかかっている子供たちを見たんだよ。その病気はいま日本で治療することができないんだよ。なぜかっていうと厚生

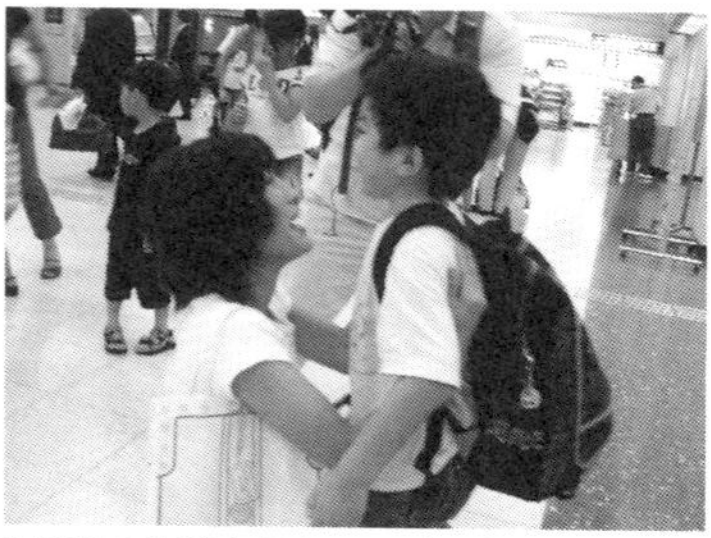
1年半の治験を終え、日本に帰国

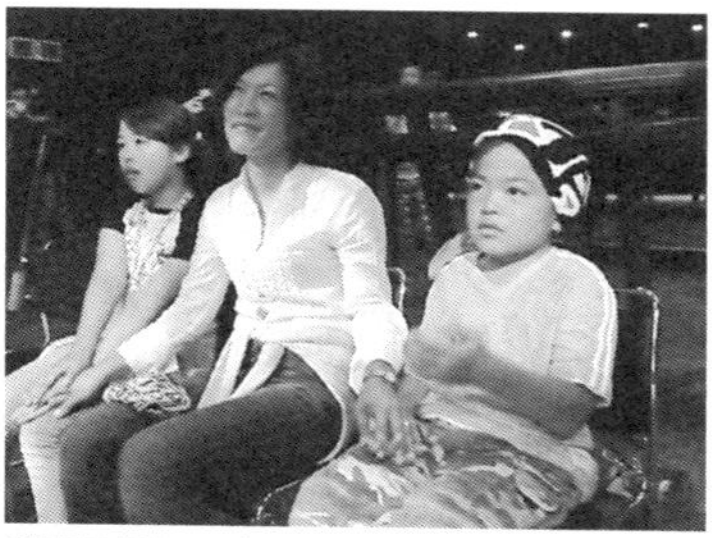
湘南乃風シークレットライブに参加する、左から海里《みり》ちゃん、まりさん、耀《よう》くん

労働省で治療に使う薬が認可されてないからしいんだよ。まぁ事情もあるんだろうけど、でも何か手助けしてあげたいって思って。まずはこの病名を知ってあげたいって思うんだよね。

このムコ多糖症っていうのは、ただの氷山の一角であって同じように認可さえされれば治る可能性があるのに、認可されてない病気ってまだまだあると思う。一人のレゲエミュージシャンが何ができるんだって言われるかもしんないけど認可を求める歌を作ろうと思う。（一部略・湘南乃風・若旦那さんのMCより）

10月20日	ムコ多糖症I型治療薬「アウドラザイム」が承認。アメリカから遅れること、約3年半
12月19日	湘南乃風・若旦那の言葉に共鳴した人々により、ムコネット所属のボランティアグループ「ムコスマイル」結成
2007年	
1月〜8月	『NEWSリアルタイム』、『The・サンデー』(日本テレビ系)などで取り上げられる
1月31日	ムコ多糖症II型治療薬「エラプレース」承認申請
8月27日	舛添要一参議院議員(当時)が、厚生労働大臣に就任
9月2日	日本テレビ系『The・サンデー』にて、舛添要一厚生労働大臣がムコ多糖症II型治療薬「エラプレース」の承認を明言

アイちゃん、コウイチさん、セイヤくん、私は悲しくて悔しくて仕方ありません。
あなたたちことを思うと、涙が止まりません。
私はあなたたちのことを一生忘れないよ。
あなたたちのことを思うと、とっても悲しいけれど、
これから生まれてくる子供たち、生きていく子供たちのために、

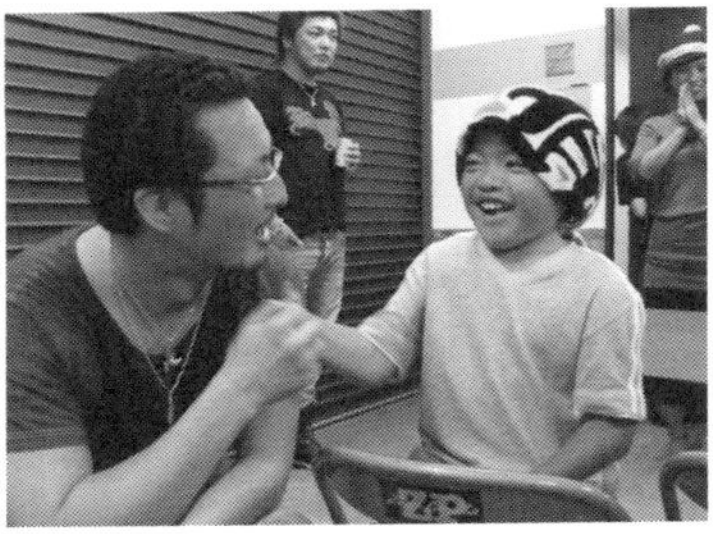

シークレットライブ終了後の湘南乃風・若旦那さんと耀《よう》くん

私の出来ることをやっていきたいと思います。（２００７年10月1日ブログより。「アイちゃん、コウイチさん、セイヤくん」とは承認前に亡くなられた患者たちのこと）

10月4日
10月6日

ムコ多糖症Ⅱ型治療薬「エラプレース」承認。アメリカから遅れること約1年2カ月。異例のスピード承認であったムコ多糖症支援チャリティ・イベント「てるてるいのち」横浜アリーナで開催

日本でたった３００人しか患者がいないムコ多糖症のドラッグラグが、実は日本の治療薬の大きな問題だったこと、多くの方の力で早期承認された、たった１５０人のためのお薬の販売日を全国ニュースで知らされるまでになったこと。

私は耀《よう》がムコ多糖症と診断された時から「奇跡」という言葉が嫌いになりました。でも今こうして、本当に起こっている信じられない出来事。

絶対に動かないと思っていたものが、動き出した事実。

私は一昨日、このカメラマンさんにメールしました。

～キセキが起きましたね～（２００７年10月15日ブログより。「このカメラマン」とは、ドキュメンタリー番組のディレクター湯浅次郎さん）

10月13日

舛添厚生労働大臣が、記者団との会見にて、新薬承認の期間を短縮する考えを述べる

舛添要一厚生労働相は13日、欧米など海外で承認が済んでいる新薬について国内の審査期間を大幅に短縮する考えを明らかにした。海外で承認された薬が日本で承

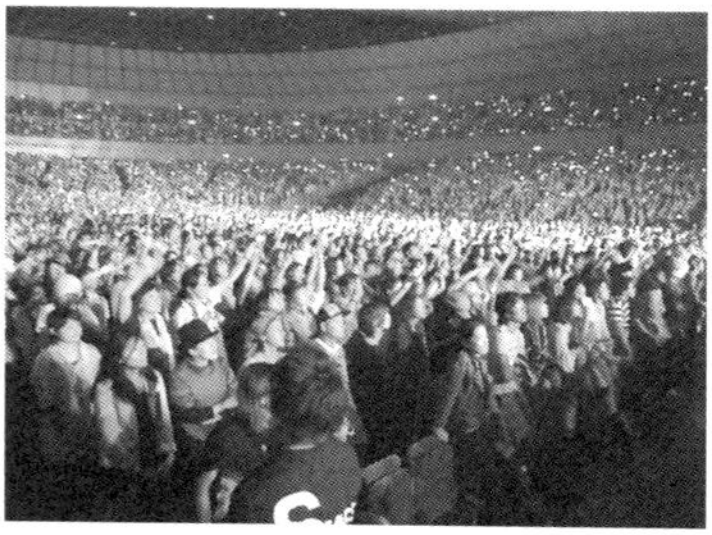
チャリティ・イベイト「てるてるいのち」。1万2000人を動員した

認されるまで平均4年程度かかっている。これを平成23年度までに、米国並みの1年半程度にするという。訪問先の秋田市内で記者団に語った。

これに伴い、審査を行う厚労省所管の独立行政法人「医薬品医療機器総合機構」の審査官を3年以内に、現在から約240人増やし約400人にする。審査基準の見直しや治験環境の整備も図る。

日本の新薬承認期間は海外に比べて長すぎると指摘されている。業界団体が平成16年の世界の売り上げ上位100の医薬品を調べたところ、海外で承認された新薬が日本で承認されるまでの期間は、最も早い米国と比べ、申請準備で1・55年、申請後の審査で1年の計2・5年も長い。

審査基準や体制が欧米に比べ未整備なうえ、治験の着手が遅く、コストも高いなどが原因だが、結果として、海外で標準的に使われている医薬品が、日本では未承認のため使用できない状態が長かった。

このため、厚労省などは今年4月、新薬承認期間の短縮などを盛り込んだ「革新的医薬品・医療機器創出のための5カ年戦略」を策定。政府の「骨太の方針2007」にも同戦略の着実な推進が明記されている。

舛添氏は「4月に決めたことが国民に知られていない」としたうえで、「平成23年度までに、承認期間を1年半」と具体的な時期などを示した。（2007年10月13日　産経新聞より）

10月17日	ムコ多糖症II型治療薬「エラプレース」発売開始（九州と北海道は輸送の都合上18日）

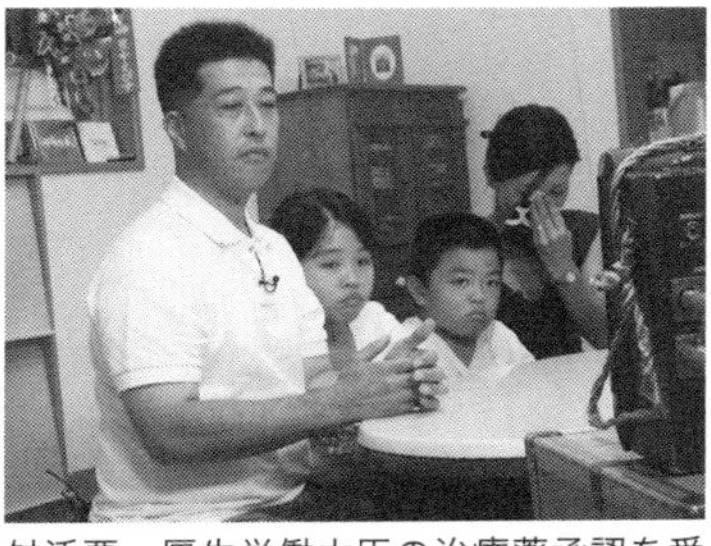

舛添要一厚生労働大臣の治療薬承認を受け、テレビ番組に生出演する中井家

鳥越　ムコ多糖症は進行性の難病だとお聞きしました。

中井　はい。ムコ多糖症は成長するにつれて老廃物が体に溜まって進行していく病気です。その当時調べた限りでは、寿命は10歳から15歳くらいだとありました。当時は誰もが受けられる安全な治療法も治療薬もなかったんです。ただ、危険性は伴うけれど、骨髄移植⑦をすればもしかしたら助かるかもしれないと知りました。リスクに関しては、一般的な数字としては移植が成功する可能性が50％、白血球がうまく体のなかで自分のものになる可能性が25％ということでした。大きなリスクがあったとしても、じっとしていてはいけないと思い、ドナー⑧を探しました。だけど、結局ドナーを見つけることができなくて。耀《よう》に対して何もしてやることができないまま、時間だけが過ぎていたんです。

鳥越　告知から3年が経ち、２００４年2月から1年半、耀《よう》くんはアメリカに滞在して治験⑨を受けていますね。それまで治療方法が何もないといわれていたけれど、ようやく治療薬が開発されて認可を受けるための最終段階に入ったわけですね。

中井　ええ。それまでも、治療薬の研究が進められているという話は患者会などでときどき耳にしていたのですが、まだまだ先のことだと思い込んでいたんです。最初は「治験」さえなんのことだかわからなかったくらいです。「治験の世界公募がある」と聞いて応募したものの、「すぐにアメリカに来てください」と連絡があってから、ようやく現実的になってきて、あわてて準備をしてアメリカに行きました。

アメリカで先に治験を受けていた患者さんに会ったときに、そのご家族の方が「投与を始めて本当によくなった」と話してくださって、ようやく「この薬は効くんだ」と思ったんです。

鳥越　ムコ多糖症Ⅱ型に有効な「エラプレース」という治療薬が開発され、その治験だということですが、治験というのは具体的にどのようなことをするんですか？

中井　治験は、開発中の試薬を患者に投与して、薬の効き目や副作用、それからどのくらいの量をどうやって投与するのがいいのか、用量や用法を決めるデータを取るために行われる「人体実験」です。耀《よう》がアメリカで受けた治験は、投与を受ける患者を三つのグループに分けて行われました。一つ目は毎週、治験薬を投与するグループ、二つ目は、治験薬と生理食塩水（プラセボ＝偽薬）を週交替で投与するグループ、そして最後は、毎回生理

---

⑦骨髄移植
骨髄から採取した骨髄液を注入移植して、造血機能の回復をはかる治療法。

⑧ドナー
移植の臓器、骨髄液などの組織の提供者。

⑨治験
開発中の薬を、実際に健常者や患者に投与することで、有効性や安全性を評価する臨床試験。

食塩水だけを投与するグループ。生理食塩水はもちろん、何の治療効果もありません。それぞれのグループごとにデータを記録して、有効性と安全性について比較評価をして、薬としての承認審査を受けることになります。どの患者がどのグループなのかは、投与を受ける患者も、投与する医療の側の人たちも、治験が終わるまで一切知らされません。このような治験のやり方を、「二重盲検⑩」と呼んでいます。

鳥越　ということは、耀《よう》くんがどのグループなのかわからないまま、治験を受けることになったんですか？

中井　耀《よう》の場合も「二重盲検」で治験が行われたので、どのグループに入っていたのかはわかりません。治験が終わるまで、第三者が割付表を厳重に保管して、誰にも知らせないようにします。

鳥越　では、耀《よう》くんのように、日本からアメリカにまで行って治験に参加しても、1年間生理食塩水だけを投与されるグループもあるということですよね？　それはデータをとるためとはいえ、つらいですね。

中井　私は耀《よう》に付き添ってアメリカで一緒に過ごしてやれないので、せめて母として耀《よう》にしてやれることをと思い、通訳の方を通して、お医者さんに「どうか新薬を入れてください」と、なりふり構わずお願いしました。でも、お医者さんも「はい」とは言えませんよね。治験として行ってるわけですから当たり前なんですけどね。その先生も、ただ困った顔をしていらっしゃいました。

鳥越　新薬の治験は、海外の薬でも日本で行われるものも多いでしょう？　この場合はなぜアメリカだったのですか？

中井　海外新薬の最初の開発段階から、日本でも同時に治験が行われるケースは、ほとんどないと思います。日本の製薬会社が開発する薬ですら、まず海外で治験、海外で最初に発売、日本は後回し、というケースが年々増えているという事実は、日本ではあまり知られていないようです。私もまったく知りませんでした。

耀《よう》のタイプの治療薬「エラプレース」の場合、治験の最終段階は、アメリカ、イギリス、ドイツなど、世界同時に行われていましたが、日本はそのなかに入っていません。その理由は、日本を含めると、治験が遅い、コストが高い、さらには日本独自の治験基準がある

⑩二重盲検
治療薬の薬効を客観的に調べる臨床試験の方法。多数の患者に調べたい薬と偽薬（プラセボ）とを投与し、誰にどちらを与えたかは患者にも医師にもわからないようにしておき、思い込みによる精神的治癒力、「プラセボ効果」を排除して、薬そのものの効果を統計学的に判定する方法。

……などと、製薬会社にとってはデメリットばかりで、敬遠されてしまったからです。日本は、世界の薬づくり、「創薬」の世界では、いまや見捨てられた国になってしまっているんですよね。

もしかしたら、日本国内にいるムコ多糖症患者の数が少ないというのも、製薬会社にとってメリットを感じられない部分があったのかもしれません。

鳥越　そうですね。開発されて承認されても、それ以降、その治療薬を投与する患者が少なければ、市場も小さいわけですから、製薬会社としても成り立たないのかもしれませんね。

それにしても、お母さんと娘さんは日本にとどまって、耀《よう》くんはお父さんと二人でアメリカに滞在したということですが、精神的にも経済的にもかなりの負担でしたでしょうね。

中井　がむしゃらに仕事をして、寂しさを紛らわせていたというか、考える時間ができないようにと、逃げてましたね。

鳥越　治験薬の投与はすぐに始まったんですか？　症状は改善されていきました？

中井　２００４年3月から投与が始まりました。私と、耀《よう》の姉の海里《みり》で、8月に夏休みを利用して渡米したんです。そうしたら空港に迎えに来た耀《よう》の顔が変わっていました。

ムコ多糖症特有のガーゴイル様顔貌⑪にちょっと近づいていて、柔らかかった指先も第一関節が曲がり、少し硬くなってしまっていたんです。これは、Ⅱ型患者に特徴的な症状で、投与が始まっても相変わらず病気は進行していることを示します。

鳥越　ということは、偽薬の生理食塩水のグループだったということですか？

中井　「そうじゃないかな」と感じましたね。実際にどうだったかは、はっきりわからないのですが。だから、そのときは、「治療薬が投与されていないのでは？」と思って余計に日本に連れて帰りたいと思いました。毎週5時間もかけて点滴をしているのに、ただ痛い思いをするだけなら日本に一緒に連れて帰りたいって。でも1年我慢すれば治療薬を確実に投与してもらえるとのことでしたし、治験が上手くいけば日本で治療薬を待っている患者さんみんなに薬が届くと思って、それを支えにして家族で踏ん張りました。

鳥越　新薬は病気の進行を抑えるだけではなく、症状も改善されるのですか？

中井　ムコ多糖症は、本来、人の体の中にあるはずの酵素の1種類が生まれつきないために起こる病気です。新薬は、その足りない酵素を点滴で体のなかに補充するものなんです。

⑪ガーゴイル様顔貌
広く平たい上唇、大きな口、とがった顋、鼻根部平坦、腫れぼったい目といった、ムコ多糖症の特有の症状。

難しい言葉を使うと、「酵素補充療法」と言います。

治療の効果としては、医学的には、老廃物が溜まって腫れ上がった肝臓などは、薬によって腫れが引いていくと言われています。また、ムコ多糖症の深刻な症状の一つである呼吸器系の症状で改善が見られることが、治験で明らかになっています。

これまで治療方法がなかったわけですから、本当にありがたいお薬なんです。ただ、残念ながら完治する薬ではありません。

鳥越　1年の治験が終わって、2005年の3月から確実に治療薬が投与され始めたわけですよね。耀《よう》くんには、治療薬を半年間投与した効果はありましたか？

中井　一つだけ、はっきりわかる効果がありました。それまで息苦しそうだったのが、普通の人に近い息づかいになりました。耀《よう》にしてみたら、それだけでも生活するのがずいぶん楽になっていたと思います。

鳥越　呼吸が楽になるというのは本当に大きいでしょうね。呼吸以外にも何か変わった点はありましたか？　副作用などはなかったのでしょうか？

中井　私たちから見て、はっきりとわかるのは呼吸くらいです。でも、お医者さんの診断によると、かなり肥大していた肝臓が少し小さくなっているそうです。健康な人に比べるとまだまだですが、いまでは当時に比べると内臓のいろいろな部分が少しだけ改善されているようです。薬による副作用は見られません。

一方で、薬の効果が出ずに症状が悪化しているところもあります。薬は血管から投与するので、血管の通っているところには効果がありますが、血管から離れたところには行き渡らない。耀《よう》の場合、肩甲骨の変形と腰の骨、膝の骨の変形があって、それはなかなか改善されません。現在も少しずつ進行しています。

鳥越　骨の変形が進んでいるということ？

中井　そうです。最新のレントゲン結果では、変形した骨が頸椎《けいつい》の神経を圧迫しつつあると言われています。以前レントゲンを撮ったときには、そうした兆候はなかったのですが。

ただ、いまは学校へも通わせて普通に生活させています。やんちゃ盛りなので、安静にさせておくのはかわいそうですから。とにかく、アメリカでの治験の間にも、ほかの患者さんがずいぶん良くなっていく姿を夫がアメリカで実際に見ていたので、一刻も早く、日本のムコ多糖症の子供たちにもこの薬を届けてあげたいと思っていました。まだそのころは、治験を受ければすぐに日本でも使えるのだろうと思っていたんです。

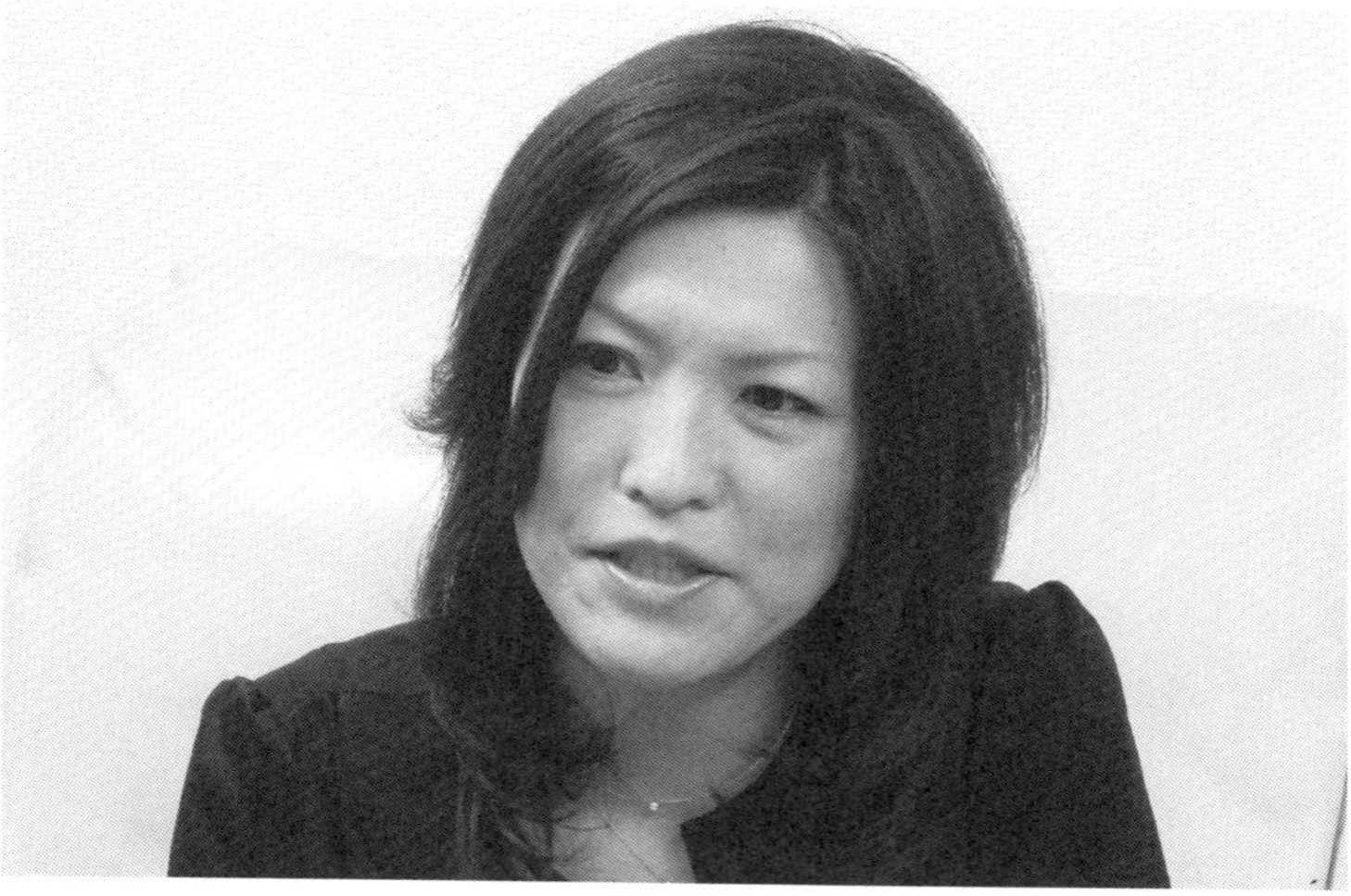

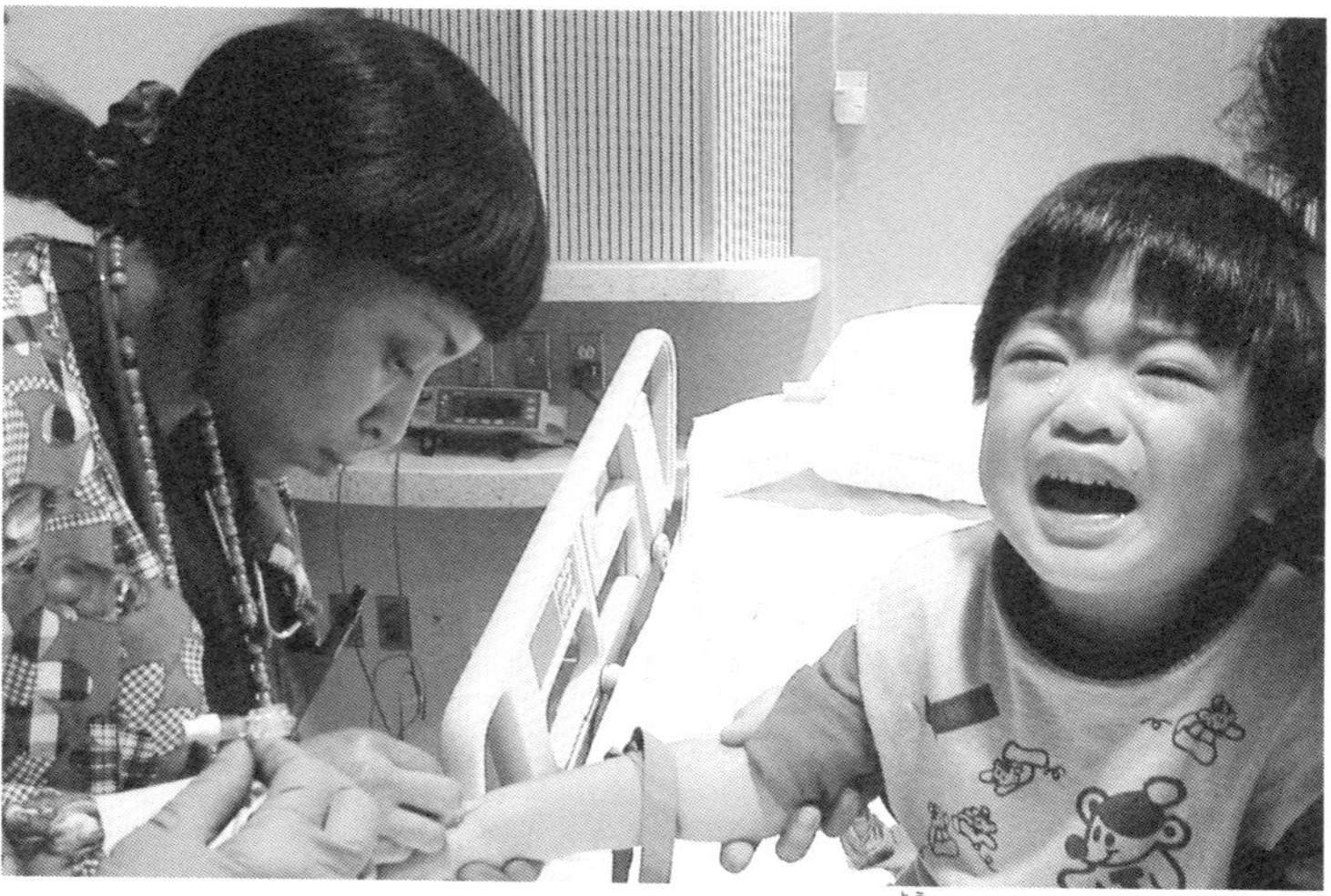

アメリカ・ヒューストンにて。注射が痛くて泣きじゃくる耀《よう》くん

■突然すぎる告知「C型肝炎」

あのとき新聞記事を見なかったら、いまだに検査に行っていなかったかもしれません（福田）

鳥越　福田さんは、いつ、どういうきっかけで自分がC型肝炎だとわかったんですか？

福田　私が感染を知ったのは、7年前の20歳のときでした。

きっかけは第Ⅸ因子製剤[12]がC型肝炎にも感染する危険性があるということがわかって、2001年3月29日に読売新聞で803件の納入先医療機関名が公表されたんです。「この病院で、この薬を、この時期に投与した人はC型肝炎に感染している可能性があるので、

⑫第Ⅸ因子製剤（クリスマシン／PPSB‐ニチヤク）
血液凝固因子製剤の一種で、「クリスマシン」「PPSB‐ニチヤク」とともに、非加熱の血液製剤である。本来は血友病のために開発された製剤であるが、新生児出血などの小児医療にも使用されていた。この血液製剤は、「薬害C型肝炎」や、「薬害エイズ」の原因にもなった。

検査を受けてください」という記事だったんです。第Ⅸ因子製剤「クリスマシン」という血液製剤の納入先の一覧でした。すごく大きな記事だったのを覚えています。

鳥越　その血液製剤を使用していたことを知っていたんですか？

福田　もちろん、そんな名前は聞いたこともありませんでした。それが、不思議なことにいつもは新聞を見ない母が、たまたまその記事を見つけたんですね。

母の血液型がＲｈマイナスＡ型で、私がＲｈプラスＡ型だったので、血液型不適合で、生まれてすぐに血液交換をしたらしいんですけど、その後３日間も出血が続いたんです。だから、止血剤として「クリスマシン」を使ったそうなんですね。「血が止まらんで死にかけたけど、止血剤を打ったりしてお医者さんや看護師さんが助けてくれた命やけん、大事にせんば」という話は何度も母から聞かされていたので、止血剤を使っていたことは私も知っていたんですけど。Ｃ型肝炎なんてよくわからないし、関係のないことだと思ってました。

そうしたら、その記事に私が生まれた病院があって、生まれた時期もぴったり。母が不安になってすぐに検査に行ってみなさいと言うわけです。でも、20歳っていちばん元気なときでしょう？　私は自覚症状もまったくなかったし、それどころか風邪だってほとんどひかない、海外で貧乏旅行をしたっておなかも壊さない。そのころは健康にはすごく自信があったんですよ。

鳥越　じゃあ、なおさら、その記事を見ることがなければ、感染を知ることもなかったかもしれませんね。

福田　いまだに検査に行っていなかったかもしれない。肝硬変とか肝ガンとかになるまでわからなかったかもしれないですよね。ただ、逆に、その記事を見つけたときに少しでも不安だったら、怖くて検査に行けなかったんじゃないかとも思うんです。元気だったからこそ、「絶対感染していないから、行けば親が安心するだろう」という理由で検査を受けたんですけど……。

鳥越　それにしても、生まれてすぐに生死をさまよって、それを助けてくれた止血剤がきっかけで感染していたとは大変な驚きだったでしょう。

福田さんだけのことではなく、止血剤ということは出血を止める薬ですから、それなりにみんなが生命の危機に立たされた場面などで使用されているものだと思うんですけど、その薬が感染の原因になってしまったんですね。

その後、20歳まではまったく兆候もなかったんですか？

福田　小さいころは体は弱かったみたいですね。

鳥越　それは、C型肝炎とは関係ないんでしょうか。

福田　わかりません。１歳のころ父の仕事の都合で家族でロンドンに引っ越して、そのときに血液検査をしたら肝機能数値が高かったらしいんです。赤ちゃんなのにどうして肝機能数値が高いんだろう？　ということでひっかかりました。

鳥越　肝機能の数値が高いというのは何を意味するんですか？

福田　ウイルスの混入や、肝機能障害[13]があると肝機能数値が上がります。数値にははっきりと出てくるんですけど、赤ちゃんだから原因がわからなくてそのままにしていたんです。

鳥越　そのときにとことん調べていればわかったんでしょうか？

福田　そのときは１９８１年なので、C型肝炎とは診断できなかったと思います。非A非B型[14]と呼ばれていた時代ですから。

その後も３～４歳のころはすぐ「だっこ、だっこ！」とせがんでいたし、幼稚園に通い始めても「だっこ！」。それに、すぐヒステリーを起こしてキーキー言ってたらしいんですよね。でも、「外国暮らしになって環境が変わってしまったから、それが原因なのかな？」と親は思っていたようです。肝炎はストレスや疲労が原因だといわれますし。

⑬肝機能障害
B型肝炎やC型肝炎などのウイルス、脂肪肝、肝硬変などが理由で、肝臓の機能が障害を受けた状態のこと。

⑭非A非B型
1989年にC型肝炎と命名されるまでは、「非A非B型肝炎」と呼ばれていた。

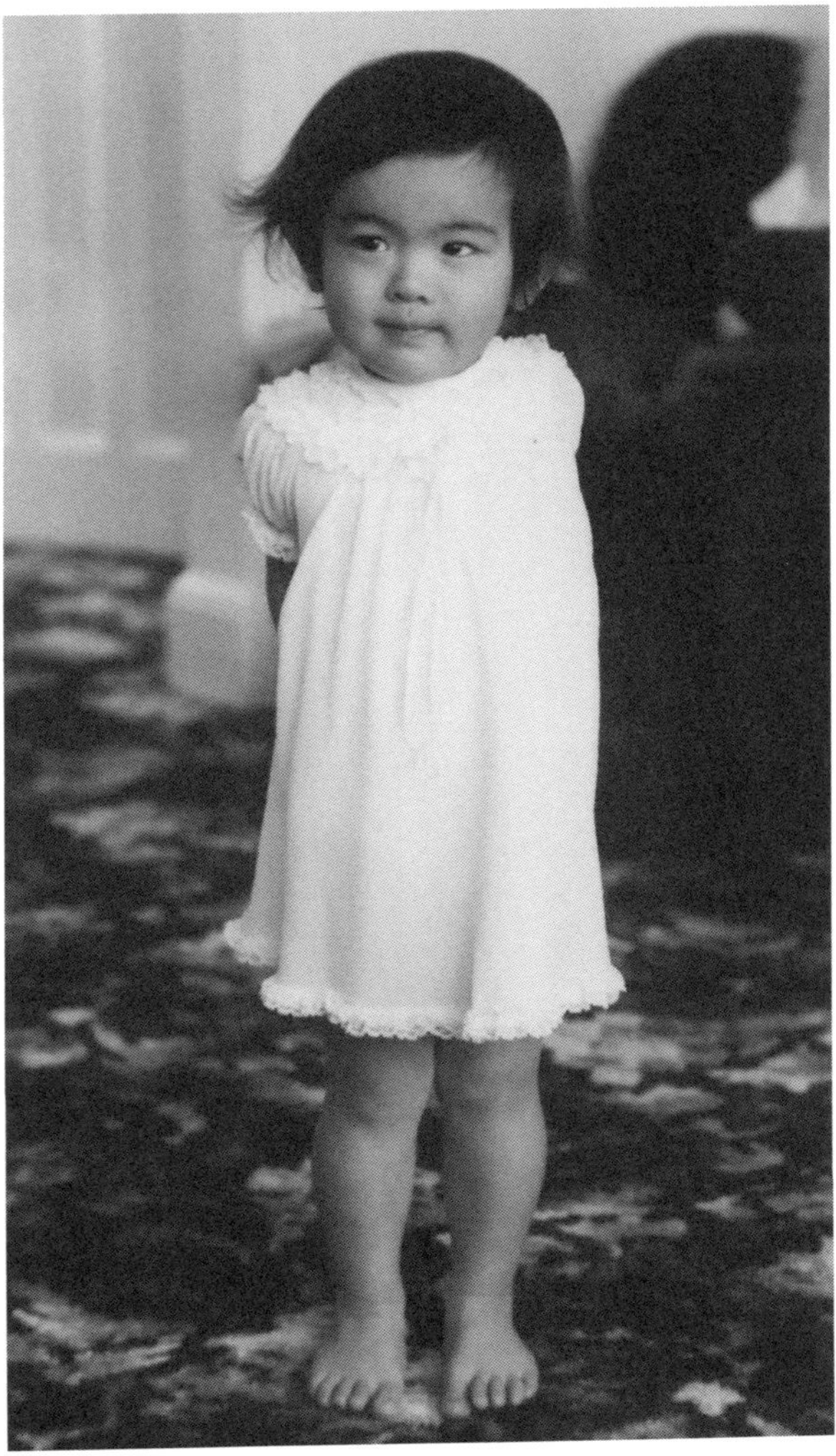

3〜4歳ごろの福田さん。

C型肝炎とは……

C型肝炎は、C型肝炎ウイルス(HCV)に感染することによって肝臓が炎症を起こす病気である。「薬害」と呼ばれるのは、手術の止血剤に使われるフィブリノゲン製剤と、第IX因子製剤の患者に対する投与が原因とされるケース。原料の血液に肝炎ウイルスが含まれていたため、投与により感染が起こったと考えられる。フィブリノゲン製剤は肝炎感染の危険性が高いことが判明したため、アメリカでは1977年に販売停止となったが、日本では80年代以降も分娩時の止血剤などとして使用され続けた。フィブリノゲン製剤を投与された人は、旧ミドリ十字(現・田辺三菱製薬)の推計によると80年以降では約28万人、うち約1万人が発症したといわれている。第IX因子製剤に関しては、いまだに正確な統計が出ていない。

福田衣里子さん・薬害肝炎訴訟　これまでの過程

1964年		血液製剤「フィブリノゲン」製造承認
1974年		アメリカの研究で非A非B型(現・C型)肝炎の存在が指摘される
1976年		第IX因子製剤「クリスマシン」 製造承認
1977年		アメリカで「フィブリノゲン」の製造承認取り消し
1980年	10月30日	福田衣里子さん 誕生 母親との血液型不適合のため、血液交換した際に出血が止まらず、止血剤として「クリスマシン」を打たれる
1987年	3月	「青森の産科医院・フィブリノゲンで8人連続感染」報道

	4月20日	旧ミドリ十字が「フィブリノゲン」を自主回収
1988年		C型肝炎ウイルスが発見される
1998年		国が「フィブリノゲン」の適用を先天性疾患に限定
2001年	3月29日	「第四ルート」803医療機関を公表
	4月2日	生まれた小児科でB、C型肝炎・HIVの検査を受ける
	4月15日	母親から、「C型肝炎に感染している」と告げられる（当時20歳）
	8月	『ニュースJAPAN』（フジテレビ系）の『シリーズ・検証C型肝炎』にて、C型肝炎の実態を知る
	9月	診察を受けるも、肝機能が正常だったため、治療をすることができない状態が続く
	11月	肝機能数値が動きだす
2002年	1月	「インターフェロン」による治療のため、入院。当時のウイルス駆除率は17％
	3月	「フィブリノゲン製剤にHCV混入」フジテレビが報道
	5月	治療結果、ウイルスは陽性のまま
	8月	「418人リスト」旧三菱ウェルファーマ（現・田辺三菱製薬）が厚労省に提出
	10月	薬害肝炎訴訟、東京と大阪で提訴 ～その後、福岡、名古屋、仙台、全5カ所で提訴
2004年	1月25日	九州弁護団による医療講演会に参加。これをきっかけに、裁判に加わり、実名公表することとなる
	4月28日	初めての意見陳述

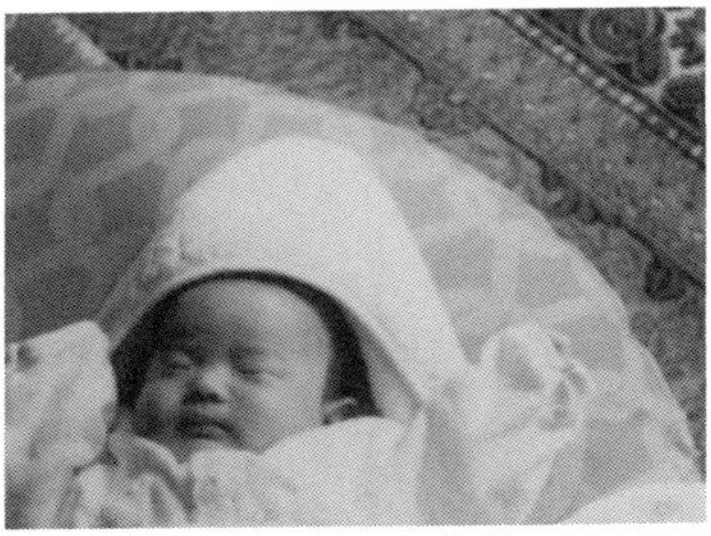

生後間もなく。福田家、待望の女の子の誕生だった

C型肝炎は自覚症状が乏しい病気です。かつての私がそうだったように、感染に気づいていない若い人がたくさんいると思います。もし私が名前と顔を公表したら、同じ世代の人たちが検査に行くきっかけとなるのではないか。また、C型肝炎に対する偏見や間違った知識から、差別に苦しまれている患者さんが多いと聞きます。

もし、患者の私から、普通の生活では感染しないことを訴えれば、病気が正しく理解されていくのではないか。この二つの思いから、私は実名公表をすることにしました。

私は、福田衣里子です。(薬害肝炎九州訴訟　第六回　原告意見陳述より一部抜粋)

2005年	12月	「フィブリノゲン製剤・納入先」7004医療機関公表
	2月3日	二度目の治療(「ペグ・インターフェロン」の注射と「リバビリン」の服用による併用療法)を開始する
	3月23日	原告本人尋問

進行していく病気だと知ってから、それまでは、将来のこととか、恋の話とか、一緒になってしてたけど、そんな話もバカバカしく聞こえて。私の場合は将来のことを考えるというよりも、それを確保するほうが先だと思って。

私は今まで20年、感染を知るまでの間、勉強したりとか、小さいころから、いろいろ積み上げてきたものがあります。でも、別に治療するために勉強してきたわけではない……。もっといろんな可能性があっただろうし、弁護士の先生たちみたいに、キャリアウーマンみたいに働きたい。けど、できない。それが悔しくて……悔しいです。(原告本人尋問より一部抜粋)

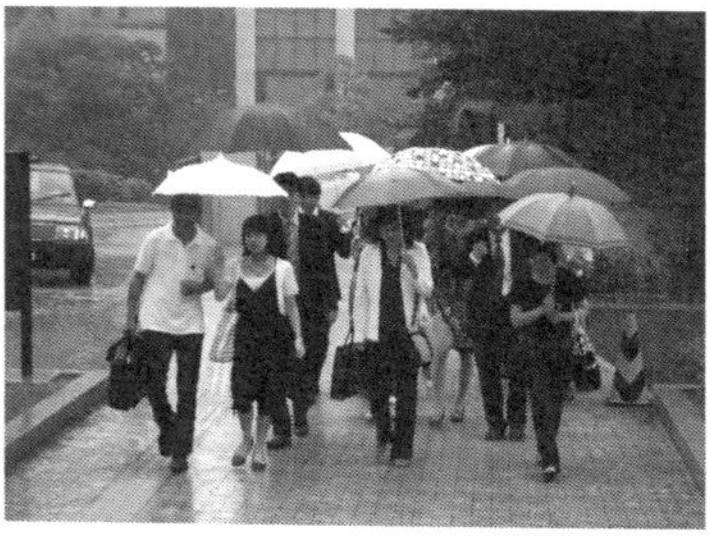
福岡地裁　原告団入廷

2006年

5月22日	「NNNドキュメント'05」（日本テレビ系）放送『奪われた夢～ 薬害肝炎…エリコの青春～』
6月21日	薬害肝炎訴訟・大阪地裁判決 勝訴したものの、「フィブリノゲン」については投与時期により一部の原告が敗訴。また、福田さんが投与された「クリスマシン」の原告も敗訴した
8月30日	薬害肝炎訴訟・福岡地裁判決 大阪地裁よりも広い範囲で製薬会社の損害賠償責任を認めるも、第Ⅸ因子製剤を投与された原告は敗訴した

今回、負けてしまったのは、がんばりが足りなかったのかな、と。他の若いクリスマシンの原告たちに、ごめんね、と言いたいです。でも、必ずこのクリスマシンの問題は乗り越えたいと思います。（判決後会見より）

2007年

3月23日	薬害肝炎訴訟・東京地裁判決 「フィブリノゲン」に関して、国の責任を認めるも、1987年4月から88年6月までに限定。第Ⅸ因子製剤については、84年以降の製薬会社について、初めて責任を認めた。 判決後、柳沢伯夫厚生労働大臣（当時）に面会を求めるが、拒否される
3月28日	原告団座り込み開始

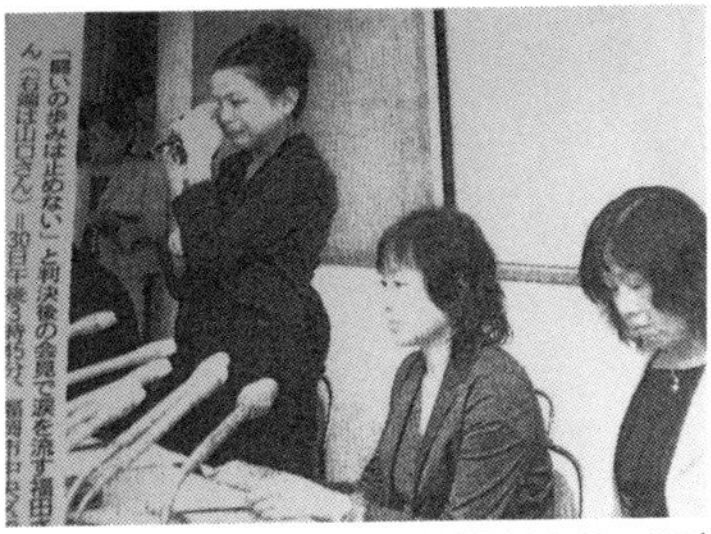
「闘いの歩みは止めない」と判決後の会見で涙を流す福田さん
ん（右端は山口さん）

福岡地裁判決後に行われた記者会見の記事

私たちは、原告の前に患者だ。

昨日の夜の会議で、看護班、救急車、搬送先の病院を決めておこうという弁護団の話をきいていて、まさに「命を張る」覚悟だと改めて思った。

座り込みときくと、とても過激なイメージを抱く。しかし、私たちの、悲しみや、怒りは、何度勝訴判決を手にしても、彼らには、少しも届かない。

もはや、小さな声でささやいていても、声は、永遠に届かない。そう思った。

我々は、今日から、「座り込み」を開始します。（２００７年3月28日　ブログより）

7月31日	薬害肝炎訴訟・名古屋地裁判決 「フィブリノゲン」と第Ⅸ因子製剤について、「感染の危険性を明確に表示する義務を怠った」と認定し、国と製薬会社の両方に責任を認める判決を下した。 薬害肝炎訴訟において、初の「全面勝訴」
9月7日	薬害肝炎訴訟・仙台地裁判決 製薬会社に対し責任を認めるも、国の責任は否定 この判決は、薬害被害者に対する国の加害責任を否定した、極めて不当な内容であった
10月	薬害の疑いが強い「418人リスト」を厚生労働省が放置していた問題が明らかになる

多くの命を自分らの身勝手な思いで、見殺しにし、今なお自分たちを守ろうとする姿勢でいる役人たち。

私たちは、そのような人間の対極にいると思っています。

必ず、真実を明らかにし、被害者を救済させます。その日まで、徹底的に闘います。（２００７年10月20日　ブログより）

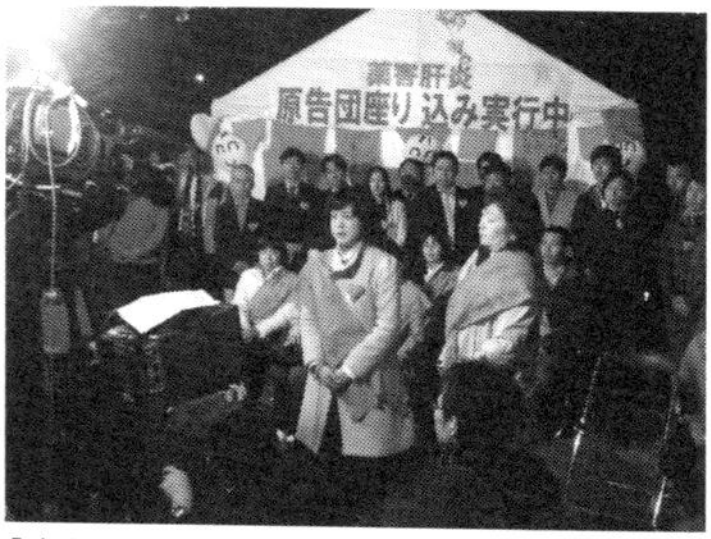

「座り込み」で厚生労働省に向けて訴えかけた

11月7日	薬害肝炎訴訟・大阪高裁が「和解の可能性がある」とし、和解勧告を告げる
12月～	『ニュースJAPAN』(フジテレビ系)、『NEWSリアルタイム』(日本テレビ系)、『報道ステーション』(テレビ朝日系)など、各局の報道番組にて、薬害肝炎訴訟が取り上げられ、多数の番組に出演した
12月13日	大阪高裁が和解骨子案を提示 国の責任範囲は東京地裁の判決に準じて限定され、対象外の原告には、国が「訴訟活動支援費」の名目で8億円を拠出し、原告側が基金を創立して分配するというものだった この案は、原告団が掲げていた「全員一律救済」(P81参照)とはかけ離れていたため、原告団はこの和解骨子案を拒否
12月20日	国が和解修正案、提示 修正案は、基金を8億円から30億円に上積みしたのみ。原告団はこれを拒否し、和解協議は事実上、決裂した
12月23日	福田康夫内閣総理大臣が「全員一律救済」を表明
12月25日	原告・弁護団と福田、初の面会。原告代表らに福田内閣総理大臣が謝罪

皆様方に長年にわたり、心身ともに大変なご苦労をおかけした。この場を借りて、心からお詫び申し上げる。

大阪高裁の和解協議で解決できないか模索したが、皆様方の切なる思いに応えるためには司法と行政の枠組みを超えた立法措置による解決しかないと考えた。

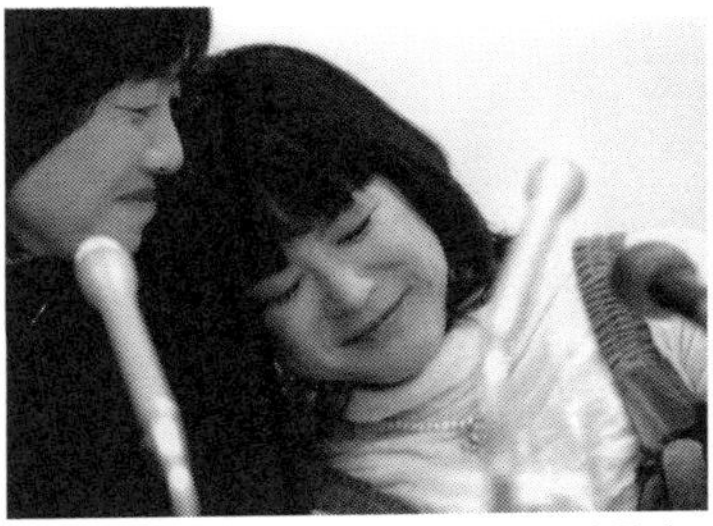

福田康夫内閣総理大臣の「全員一律救済」を受けての記者会見にて

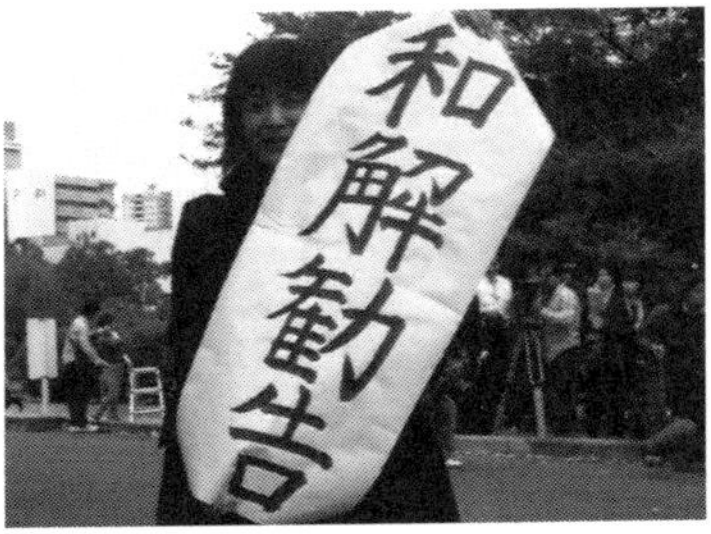

待ち望んだ和解勧告を笑顔で報告

国会で本当に早く成立して、少しでも気持ちが和らぐよう、私も全力で支えていきたい。（原告・弁護団と面会した福田康夫内閣総理大臣の謝罪の言葉）

2008年 1月11日	「薬害肝炎救済法」が成立
1月15日	「基本合意書」の調印

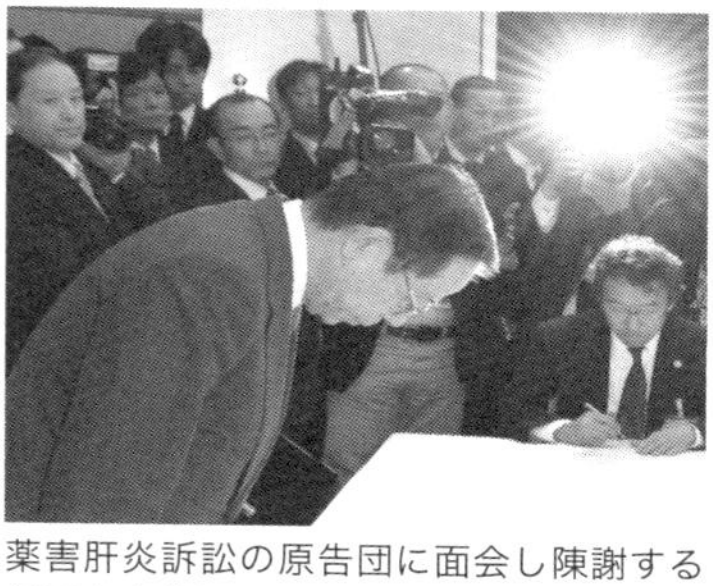

薬害肝炎訴訟の原告団に面会し陳謝する福田康夫内閣総理大臣

■「死」に直面したとき

治療ができなかったのが、死ぬことよりも怖かったです（福田）

鳥越　C型肝炎が進行して、慢性肝炎や肝硬変、肝ガンになるということはいつ知ったのですか？

福田　検査を受けに行ったあと、しばらくしてからですね。

鳥越　その事実を知ったときはショックでしたか？

福田　最初、お母さんに「C型肝炎」って言われたときは軽く受け止めてて、肝炎っていっても胃炎とか腸炎みたいに簡単に治るものかなと思っていました。テレビなどで肝硬変、肝ガンになる病だと言っているのを見て、初めて事の重大さに気づいたんです。それでもそのときは死ぬとは思わなかったんですけど。まだ自分も元気でしたし。放っておけば死ぬかもしれないけれど、治療すれば大丈夫、治るんだと思っていました。

鳥越　感染がわかってすぐに治療にとりかかったのですか？

福田　私の場合、初めて行ったときは「すぐにでも入院して、治療しましょう」って言われたんです。だけど検査すると、肝機能数値は正常なのに、ウイルスの量がすごく多くて、ウイルスのタイプ的にも「インターフェロン」⑮が効かないとの結果が出たんです。

⑮インターフェロン
ウイルス感染の阻止作用を持つ糖タンパク質。C型肝炎の治療薬として使用されている。

潜伏期間が長いキャリアでありながら……なんといっても20年ですからね。でも、まだ発症はしていなかったんですけど、「いま治療したとしても完治する可能性は1％もないですから様子を見ましょう」と言われたんですよ。

鳥越　「可能性が1％もないから様子を見ましょう」ですか……。様子を見るというのはどういうことでしょうね。

福田　「様子を見ましょう」はすごく嫌でした。C型肝炎と診断されたのに、治療がなかなか始められなかったんです。治療ができなくて、この先どうやって生きていこうかと考えることのほうが、死ぬことよりも怖かった。

いつになったら治療ができるという期限がわかるわけじゃない。来週かもしれないし20年後かもしれない。ハラハラして過ごすわけです。今後の人生プランが立てられないんですよ。何かを始めようと思っても、もし来月入院と言われたらやめなきゃならなくなるし、思い切って就職したとしても職場に迷惑をかけてしまうんじゃないか。結婚とか出産だって考えられませんでした。もちろん結婚しても出産してもいいんだけど、そのあとで入院して治療することになったりすると、家族となった人にも迷惑をかけてしまうんじゃないか、とか。人と関わっていくことに対してすべて臆病になっていきました。

■考えないように

考えてしまうと怖い。それなら身を粉にして働いたほうがいいと（中井）

考える隙を自分に与えたくない。不安なんです（福田）

鳥越　人生に見通しが立てられなかったということですよね。

福田　ええ。だから、とにかく早く治療してスッキリしたいという思いがあって。それで、「様子を見るというのは、どうなったら治療ができるということですか？」と聞いたら、「いまは、肝臓とウイルスが仲良くしている状態だけど、ケンカを始めるとウイルスの量が減るかもしれない。そこが狙い目でしょう」と言われたので、「どうしたら減るんですかね？」って聞いたら、「いまはキャリアだけど、肝炎が慢性化していって、肝機能数値が高くなれば、ウイルスが減ってくるかもしれない」と。

それなら肝機能数値を上げればいいわけでしょう？　いちばん肝臓に悪いのは疲労とストレスだと聞いたので、じゃあ自分から積極的に疲れようと。それで、朝はパン屋で働いて、夜はパチンコ屋で働いて。その結果、まんまと肝機能数値が動きだしました。いま思うと無謀ですよね（笑）。

鳥越　肝臓の機能が悪化したわけですね。そのための早朝からのパン屋と深夜までのパチンコ屋でのバイトですか。普通の人は考えつかないんじゃないかな。

福田　ストレスと疲れを体に与えて肝臓に負荷をかけたいということのほかに、働いている間は忙しいから、あまりいろいろ考えなくて済むという気持ちもありました。やっぱり不安だったのかもしれないですね。暇があったらいろいろなことを考えすぎてしまうでしょう？　だから、さっき中井さんが話していた気持ちがよくわかります。耀《よう》くんがアメリカに治験に行っているときに、がむしゃらに働いて考えないようにしてたっておっしゃっていましたよね。私も、あのころは毎日もうヘトヘトで、いつもお風呂のなかで寝てしまって、沈没していたくらいです。睡眠もそこそこに働いてましたね。

中井　私もめいっぱい働いて、それこそお風呂に浸かりながら寝ていました。私は息子のことではあるけれど、きっと同じような感じなんでしょうね。何もしていないといろいろなことを考えてしまう。考えてしまうと怖い。それなら身を粉にして働いたほうがいいと。私の場合も、やはりそういう気持ちでした。

鳥越　それはなかなか、病気になったことのない人にはわからない心理でしょうね。漠然とした不安がのしかかっているときというのはいちばんつらい。そこの苦しさを避けるように、体を動かして考えないようにすることを選んだわけですよね。普通は、具合が悪いんだから体を安静にしてゆっくりしたほうがいいんじゃないかとまわりは声をかけるんですけど、本人にとってはそうじゃないんだな。これは読者の人にもよくわかってほしいところですよね。

福田　病気そのもの、感染している自分を受け入れてしまえればと思いますけど、受け入れるまではやっぱり精神的につらい時期が続きました。いつもいつもそのことばかり考えてしまう。考える隙を自分に与えたくない。不安だったんです。

■薬事行政の不作為

新薬を申請するためには2メートルくらい積み重なる書類が必要だと聞かされて、がく然としました(中井)

フィブリノゲンは、紙切れ1枚というずさんな審査で認可されたらしいのに(福田)

鳥越　耀《よう》くんの話に戻りますが、アメリカで治験をして欧米で新薬が承認されてから、日本で承認されるまでには時間差があったと聞いています。アメリカの治験でムコ多糖症Ⅱ型の治療薬「エラプレース」は効果があるというデータがとれたにもかかわらず、なぜ日本の厚生労働省はすぐに承認しなかったんでしょうか。申請はされていたんですよね？

中井　申請までも時間がかかりました。耀《よう》がアメリカで受けた「エラプレース」の二重盲検による治験が終わり、確実に治療薬の投与がはじまったのが2005年3月ですが、そのとき、2年前の2003年4月にすでに欧米で承認されていたⅠ型の治療薬「アウドラザイム」でさえ、日本ではまだ認可されていないという状態でした。

私もまったく知らなくて、治験中の耀《よう》やムコ多糖症の患者さんたちを取材してくださった日本テレビのドキュメンタリー番組のディレクターの湯浅次郎さんが教えてくださったんです。

鳥越　どうしてそんなに時間がかかるんでしょうか。

中井　お医者さんたちがまとめた治験の研究結果をもとに、申請を行うのは製薬会社です。製薬会社から厚生労働省に申請されなければ承認もされません。

2005年の7月に、厚生労働省の川原章審査管理課長（当時）と直接お会いして、ムコ多糖症Ⅰ型の薬「アウドラザイム」の承認がどうして遅れているのかと伺ったら、「製薬会社から申請書が提出されていない」ということでした。

Ⅰ型治療薬の販売会社である「ジェンザイム・ジャパン」が、「日本の厚生労働省に申請をするには、必要な提出書類が1メートルにも2メートルにもなる。それを作成するのに時間がかかってしまう」とテレビで言っていたのです。それを聞かされて、がく然としました。仮に申請が済んでも、今度は厚生労働省が、その膨大な書類を見るのに時間がかかってしまうということでした。

耀《よう》が治験を受けたⅡ型の治療薬「エラプレース」についても、「アメリカで行われた治験データは、日本では正式なものとして認められない」と言われました。4人の日本人がアメリカに渡って参加したにもかかわらず、そのときの治験データは日本人のものではあるけれど、日本国内で受けたわけではないから、本来なら、もう一度日本で治験をしないといけないと言われたんです。

鳥越　官僚的発想ですね。

福田　書類が1メートルにも2メートルにも及ぶというのもおかしな話ですよね。血液製剤の「フィブリノゲン」⑯の場合は、紙切れ1枚というずさんな審査で認可されていたらしいのに。

鳥越　日本で使う薬の申請なのに、2メートルと1枚の差があるというのはどう考えてもおかしなことです。ムコ多糖症の場合は患者数が少ないから、製薬会社にとってはビジネスにならない。だから、急いでやる必要はない。一方、「フィブリノゲン」はたくさんニーズがあって儲けにもなるから、すぐに承認が下りるんじゃないか。背景には、ビジネス上の都合が見え隠れしていると私は思いますね。

福田　血は、怪我をしたり手術をしたりすれば誰でも出ますから、止血剤の「フィブリノゲン」はターゲットが幅広いわけですよ。血液が由来の薬なわけですから、本来もっと慎重に使用を限定すべきだったと思います。それを逆に先天性から後天性に、また、「フィブリン糊」[17]としてまで使いだしたり、「フィブリノゲン」を使ったら病院側に研究費が出ていたらしく、使うことを煽ったりしていたわけです。

鳥越　それは薬害エイズ事件[18]のときも同じですよね。

ムコ多糖症治療薬の場合、製薬会社は書類の多さを理由に難しいと。それから厚生労働省は、日本での治験にもこだわる。二つの理由で、2005年7月の時点ではすぐにI型治療薬の承認というような話にはなっていなかったということですよね。

---

⑯フィブリノゲン
大量出血時の止血剤として使用されていた血液製剤の一種で、薬害肝炎の原因となった血液製剤。

⑰フィブリン糊
旧ミドリ十字（現・田辺三菱製薬）が製造、販売した血液製剤「フィブリノゲン」にほかの薬剤を混ぜ、のり状にしたもので、外科手術の際に止血や組織の接着剤として使用された。「フィブリノゲン」によって1980年以降、C型肝炎ウイルスに感染したとされる1万人以上の患者のなかで、この、「フィブリン糊」による感染者は1割程度含まれているとみられる。薬害肝炎訴訟では、「フィブリン糊」による感染被害も国との和解対象になっている。

⑱薬害エイズ事件
血友病の患者に対して使用された血液製剤（非加熱製剤）のなかにＨＩＶ（ヒト免疫不全ウイルス）が含まれていたために、血友病患者の約4割にあたる1800人がＨＩＶに感染してしまった事件。原因は、加熱処理によってウイルスの不活化を行わないまま治療に使用したことにある。日本では、世界で加熱製剤が開発されたあとも2年4カ月以上にわたり非加熱製剤が使用され続けた。

中井　Ⅰ型の治療薬「アウドラザイム」が日本で承認されたのはその翌年、２００６年の10月でした。アメリカの承認から3年半後にやっと承認されたんです。

アメリカでは２００３年４月、ヨーロッパではその２カ月後の６月に承認されているムコ多糖症の唯一の治療薬（当時）が、日本の患者さんの元には届いていなかった。もう薬はできていて、アメリカの患者さんは治療を受けている。しかも良くなっている。なのに、先進国であるはずの日本に住んでいるⅠ型の患者さんは治療薬を手にすることができない状態だったんです。

その間に、７歳の愛ちゃんというⅠ型の患者さんは、この世に治療薬があることも知らずに亡くなりました。そのご家族もその薬の状況を知ることができなかったんです。

愛ちゃん以外にも、薬を待つ間に亡くなってしまった子供さんはいます。その子たちのことを考えると、本当に悲しいし、一刻も早く、「ドラッグラグ」をなくしていただきたいんです。

福田　そこは歯がゆいですよね。治療の手立てがないとか、薬の開発が間に合わなかったのならまだしも、この世の中に存在するとわかっているのに治療を受けられないなんて。

私も、日本で１９８０年に生まれなければC型肝炎にならなかったかもしれない。C型肝炎にかかっていたとしても、違う国に住んでいれば、すぐに治療が受けられたかもしれないって何度も思いました。

■ドラッグラグが抱える問題

「どうして時間がかかるのかわからない」って言うくらいだったら、「それなら何で真剣に取り組んでくれないんだろう」って(中井)

鳥越　極端な話になるけれど、「その薬を投与すれば効果がある」とわかりながら、薬を認可せずに死なせてしまったというのは、ある種の殺人とも言えますよね。

中井　これはムコ多糖症の薬に限ったことじゃないんです。海外で新薬が発売されてから日本で発売されるまで、時間差が平均で約4年あると言われています。

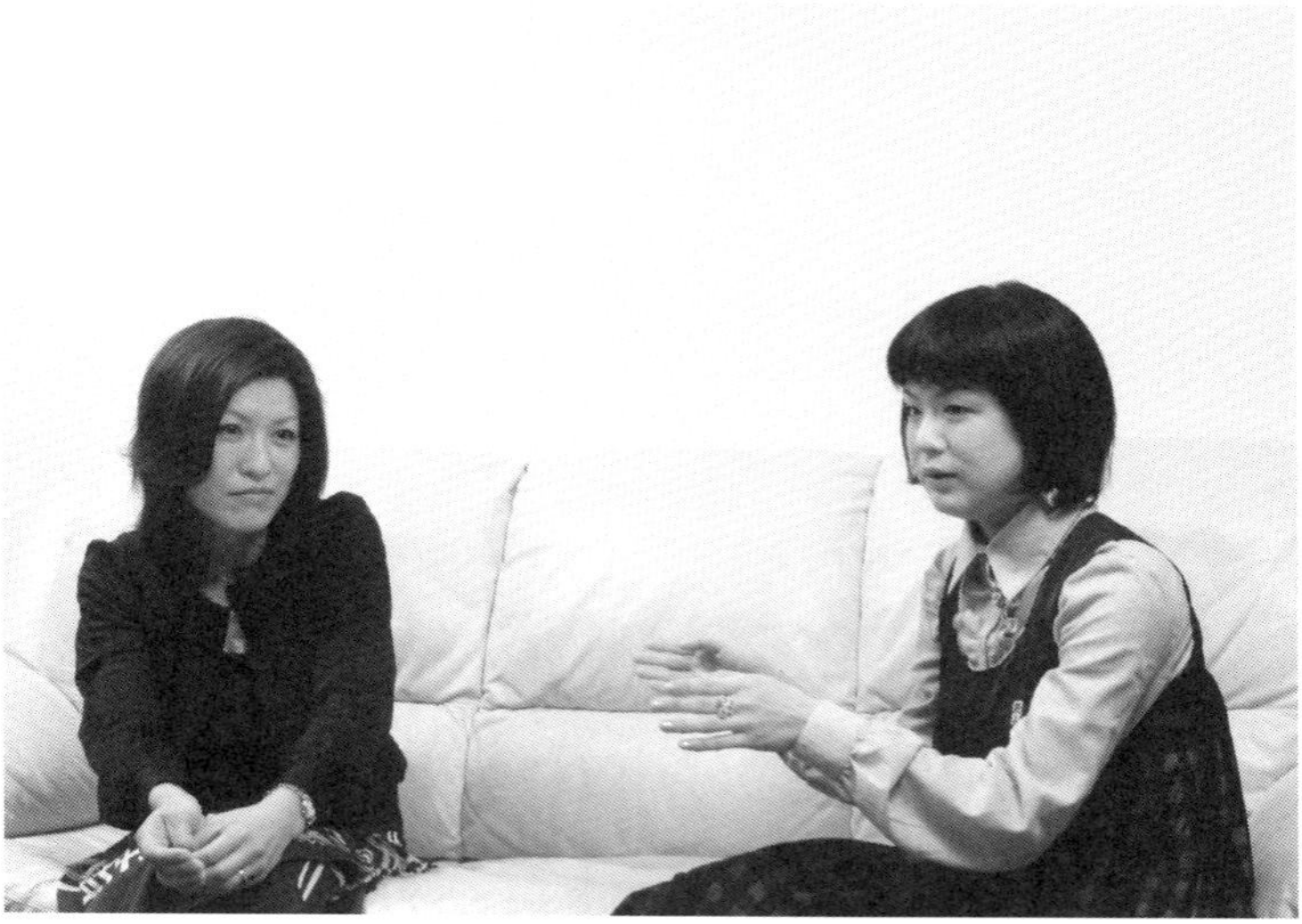

これが「ドラッグラグ」という問題なんです。
２００５年7月に厚生労働省を訪れてから1年ほど経った２００６年6月末に、赤松正雄厚生労働副大臣（当時）に面会できるチャンスを得て、ムコ多糖症の子供たちを実際に見てもらおうと連れて行きました。アメリカでは、Ⅱ型の治療薬がそろそろ承認されるところだったんですけど、そのときまだ、日本ではⅠ型の治療薬が承認されていませんでした。このままでは、これからもずっとこのドラッグラグの状態が続いていくのではないかと危惧《きぐ》していたんです。
厚生労働省には、耀《よう》と私をはじめ、6家族が行きました。本当は、Ⅰ型の患者さんも一緒に行きたかったんですけど、どうしても一緒に行ってくださる方が見つからなくて、Ⅱ型とⅣ型、あと類似疾患の患者さんで行きました。

鳥越　ムコ多糖症の治療薬だけでなく、海外で認可された薬に関して日本での認可を早めてほしいという要望書を出したそうですね。

中井　まず最初に、赤松副大臣が「どうして治療薬の承認にこんなに時間がかかるのか、僕もわからない」とおっしゃったんです。赤松副大臣はすごく親近感を持ってお話を聞いてくださったと思うんですけど、「副大臣がそう感じているのに、厚生労働省はどうしてもっと真剣に取り組んでくださらないんだろう」というのが正直な感想でした。

鳥越　口だけだったということですか?

中井　言葉だけからすればそうかもしれません。もしかしたら必死になって動いてくださっていたのかもしれません。実際にどうだったかはわからないんですが……。

それから約4カ月後、ようやくI型の治療薬が承認されました。アメリカから遅れること3年半。II型は、こんなに時間をかけてはダメだと思いました。もっと行動を起こさなければ、と。

ドラッグラグが抱える問題

2006年6月14日の読売新聞の記事は、「世界売り上げ100位以内の医薬品　日本、3割未承認」と伝えた。

04年の世界中での売上高で、上位100位に入った薬のうち、成分が重複しない88製品を対象に、世界66の国と地域の承認状況を比べてみた。結果は、アメリカが未承認の薬剤がゼロ、イギリスで一つなど、先進国では軒並みほとんど承認されているのに、唯一日本だけが二十八製品、実に三割が未承認のままだという。日本は七番目の多さ、つまり六十六ヵ国中、ワースト10入りを果たしてしまったと記事は伝えている。

日本で未承認のままとなっている薬剤は、抗うつ剤など中枢神経疾患用のものが多いほか、抗ガン剤もいくつも含まれていた。国策として進められているはずのガン対策で有効な治療手段となるはずの抗ガン剤がいくつも未承認、つまり日本では保険適用でその薬を使えない状況にある。

他の先進国ではあまりみられないこの「ドラッグラグ」はなぜ日本で生じるのか。原因は新薬開発の背景ごとに大別することができる。

まず外国の企業が新薬を開発する場合、最初に目指す市場が母国や企業活動の地場となっている国になるのは自然ななりゆきである。新たに薬を開発する「創薬」の大きな部分は、欧米の企業が担っているが、市場規模も大きく、言葉の問題も生じず、様々な面で有利と思われるアメリカまたは欧州を最初の開発地に選ぶのは、当然のことと言ってよい。従って日本市場への進出は、欧米当局による承認と市場での販売が始まった後に行われるということが、半ば常態化されてきた。

では、欧米間ではどのようにして「ドラッグラグ」の発生を防いでいるのか。これは特に90年代に入ってから、主要国の取り決めにより、開発過程の重要な部分である治験段階を同時に共同で行って、大きな時間差の発生を回避しようという機運が高まった。

「国際共同治験」と呼ばれるこの方法は、90年4月に発足した「ＩＣＨ」（日米ＥＵ医薬品規制調和国際会議）において協議がなされてきた。参加各地で症例（患者）を集めて同時に治験をやろうというこの方法だと、一国で行う時と比べて被験者確保が容易になり、合理的な治験データを出しやすくなる。治験が同時に行われれば、あとはそれぞれの国の審査機関しだいで承認の可否が決まることになる。

日本もこの国際共同治験の枠組みに参加し、米・欧に次ぐ「三極目」となるよう努力をしてきた。しかし、肝心の部分、国としての審査のところで、厚労省は長らく独自のルールにこだわった。

「治験データは、日本の医療機関で日本人を被験者として行われたものでなければならない」

日本が掲げるこの大前提は、「同時」であっても「共同」ではない、という矛盾を生むことになる。

日本では「一国完結」の被験者数でということになると、製薬会社が負担するコストは増すことになる。

それなら、無理に三極目を入れなくても、米・欧で十分である。二大市場での承認・販売が実現し、採算性を確保してから、あらためて日本での開発を考えればよい。という「企業の論理」が働く。

これとは別に、「ドラッグラグ」のもうひとつの、さらに深刻なケースがある。それは、海外で新薬として承認された後も、企業が日本での開発を行おうとしない薬剤の場合だ。

昨今活発に創薬が行われているのは、バイオ技術を用いた新薬の分野である。その担い手となっているのが欧米の新興ベンチャー企業だ。

まだ会社の規模が小さいこれらの製薬会社は、多くの場合、日本法人などを抱えていない。そのような小規模ベンチャーの中には、欧米での承認が降りた後に、わざわざ足がかりのない日本で一から治験を行い、人とコストをかけて再度の申請承認に挑もうという意思を持たない会社もある。

欧米での治験データがそのまま使われるならともかく、改めて治験を行うには高いコストを払わねばならない。費用対効果が理由で日本での開発が見送られた場合、その薬剤の「ドラッグラグ」は無限に広がっていくことになってしまう。

これまでに、海外で開発されたたくさんの新薬が、様々な理由により日本でなかなか承認・販売されないという事態に直面してきた。中には途方もない年月、例えばある新薬では１８９ヵ月、実に15年以上も未承認のままとなっていたものまである。

効能が著しく、世界各国で使用され、全薬品の売上高順位で上位に入る有名な薬剤でもドラッグラグは起きている。（『新薬、ください！――ドラッグラグと命の狭間で―』（新潮社）より）

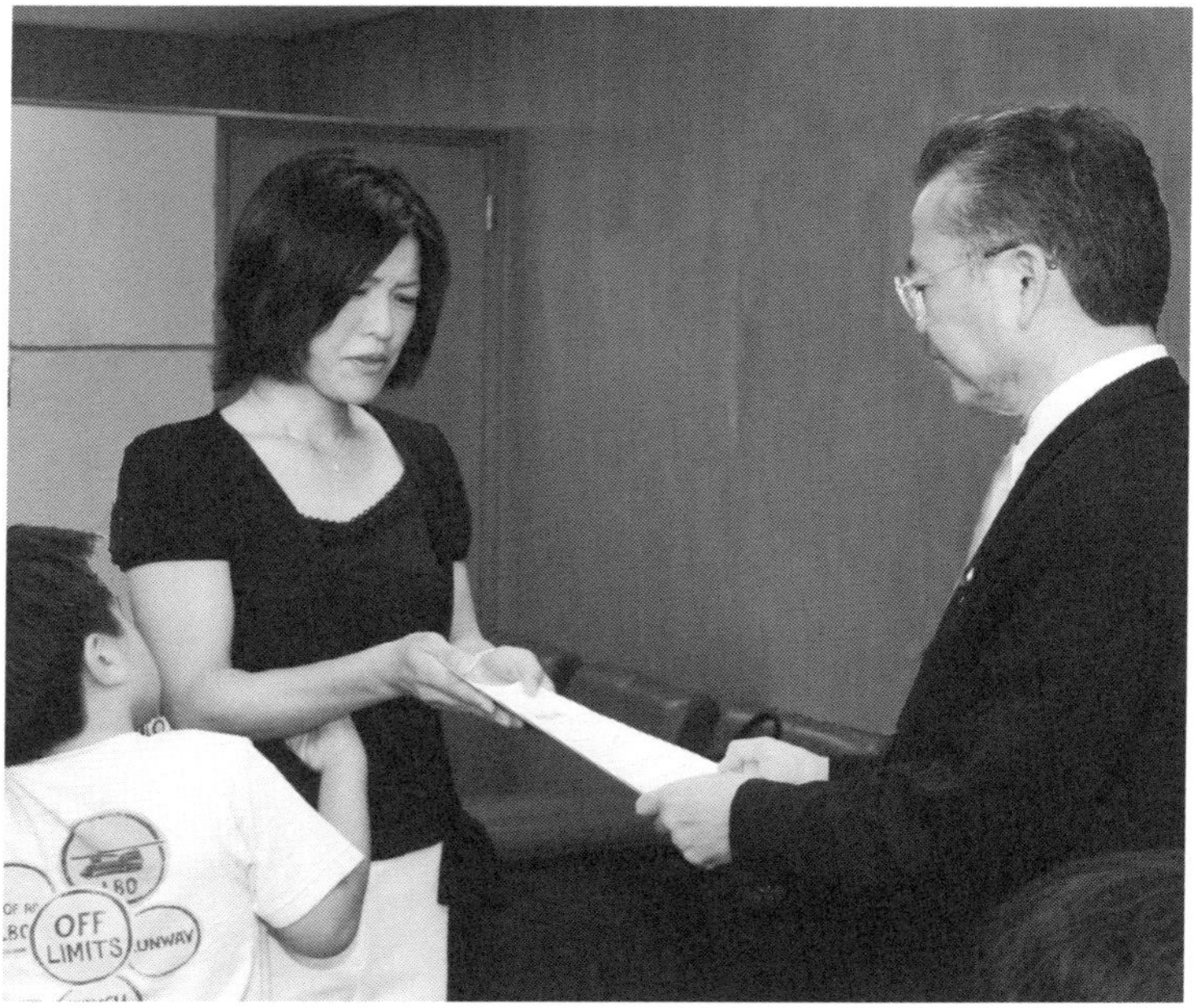

赤松正雄厚生労働副大臣（当時）に要望書を出す中井まりさん

■利益優先の薬事行政

一生懸命に作ってくれた薬で肝炎になったのならあきらめる。でも、一握りの人間の身勝手な行動で被害に遭ったと思うと許せない(福田)

鳥越　海外で薬ができているのに、承認までにそんなに時間がかかるんですね。進行性の難病の患者さんにとっては、1分1秒が大切な命だということを理解できないんでしょうか。薬害肝炎の場合にはその逆の状況でしょう?　紙切れ1枚のあまりにも雑な承認だったと先ほどおっしゃっていました。福田さんは、薬害肝炎問題のいちばんの原因は何だったと思いますか?

福田　利益優先の製薬会社や国の身勝手じゃないかな……。

鳥越　製薬会社といっても、全部がやったわけではなくて一部ですよね。

福田　旧「ミドリ十字」[19]、現在は「田辺三菱製薬」に吸収されていますが、そこが主です。あとは「PPSB‐ニチヤク」を作った「日本製薬」などですね。

鳥越　それらの会社がアメリカから血液製剤を輸入していたんですよね？

福田　血液製剤そのものではなく、血液をアメリカから輸入していたんです。これは、主に貧困者や低所得者層を対象に血液を買い上げる、「売血」というシステムがアメリカで一般化していたらしいので、病気の人が、自分の血を売って生計を立てていた可能性も考えられます。聞いただけでハイリスクですよね。そうして集めた1000～2万人の血液を一つのタンクに入れて、かき混ぜてプール（貯留）したあと、血液製剤を製造していたといいます。だから、その血を売った1000～2万人のなかの一人がC型肝炎だったら、同じタンクにプールされていた血液から製造された血液製剤が全部汚染されてしまいます。

鳥越　それは、医療に関しての素人でも、少し考えればわかりそうなことですね。

福田　そういうことをずっと続けていたと聞きました。さすがにアメリカのFDA（アメ

---

⑲ミドリ十字
薬害肝炎の原因となった「フィブリノゲン」の主要製造企業。（現在は田辺三菱製薬）。

リカ食品医薬品局)[20]は危険性を認識して、1977年に承認を取り消しています。日本はそのことを知っていたにもかかわらず、それから20年近くも使い続けていました。

中井さんがさっきお話しされたムコ多糖症のように「新薬を認可するとき」だけでなく、「危険性の高い薬の認可を取り消す」際にもタイムラグがあるんです。

鳥越　売血によって作られたといえば、血友病[21]のために使った血液製剤に混入したHIVのケースと、構造はまったく同じですよね。

福田　「フィブリノゲン」というのは血液の成分の一つですから、「フィブリノゲン」がもともと足りない人に「フィブリノゲン」を足せば血は止まるかもしれない。けれど、それがいつの間にか後天性疾患全般に幅広く使われるようになったんです。後天的に出血してる人は「フィブリノゲン」だけが欠けているわけではなく、すべての凝固因子に異常が出ている可能性がある。「フィブリノゲン」だけ投与したって止まらないから、有効性に疑問がある血液製剤なんです。

鳥越　責任の所在は、一に製薬会社、次にそういう薬を承認した国でしょ?

福田　そうですね。1~2メートルと、紙切れ1枚なんて、やっぱりおかしいですよね。いまちょっと話しただけでも、誰もが首をかしげるような話なのに、専門家がわからないわけがない。癒着《ゆちゃく》とかいろいろあったんじゃないか、患者の命よりも利益に目が向いた結果じゃないかなって思わざるを得ないです。

鳥越　これで感染した人はだいたい何人ぐらいいるんですか？

福田　「フィブリノゲン」は50万本使われていて、１９８０年以降に限っても少なく見積もって1万人が感染していると企業は言っています。実際はもっと多いと思いますけど。第Ⅸ因子製剤に関しては、正確な統計は出ていません。

鳥越　合わせると1万人は超えるわけですね。

福田　輸血の場合と違って、止血剤となると1本にものすごくたくさんのウイルスのコピーが入っています。しかも一つのタイプだけじゃなくて、１aとか2a、２bとかいろいろなタイプのC型肝炎ウイルス[22]が入っている可能性もあります。

私の場合は1aというタイプです。１a型というのは、アメリカに多い遺伝子型で、日本ではゼロに近いんです。だから止血剤に間違いないだろうって。輸血は日本人の血液を

⑳ＦＤＡ（アメリカ食品医薬品局）
医療機器などの認可や取締りなどの行政を専門的に行うアメリカの政府機関。

㉑血友病
血液凝固因子の欠乏のため、出血しやすく、しかも止血の困難な疾患。非加熱製剤のなかにＨＩＶが混入していたため、血友病患者がエイズに感染する、薬害エイズ事件が発生した。

㉒C型肝炎ウイルス
C型肝炎には、それぞれが持っている遺伝子の型により、1a、1b、2a、2bなど、10種類以上に分類される。日本では、1b型が70％、2a型が20％2b型が10％、1a型はほとんどみられない。

使用しているので、１ａ型はあり得ない。

血友病患者を例にとると、北欧はＣ型肝炎に感染している人が数％程度なんです。なぜそれだけしか患者がいないかといえば、すぐ自国での血液製剤に変えたからしいんです。それでも日本はずっと輸入した売血に頼って販売し続けたことで、血友病患者のなかでもＣ型肝炎、ＨＩＶに感染している人が多い。日本もすぐに行動を起こしていれば、北欧のように食い止めることはできたはずなんです。

鳥越 止血剤を使った人は、ＨＩＶとＣ型肝炎の両方に感染している可能性があるわけですね。

福田 重複感染している人は多いですね。ＨＩＶにも感染しているけれど、Ｃ型肝炎が進行して亡くなってしまったという人も大勢いらっしゃいます。

薬害ＨＩＶ訴訟のあと、ＨＩＶの薬ができました。それで完治はしないのですが、発症を抑えることができるようになったんです。だから、感染者で亡くなっている人の死因は、いまＣ型肝炎が非常に多いんです。

鳥越 血液製剤の場合は利益になるから、国がチェックしなかったということでしょうね。

福田 製薬会社は官僚の天下り先だったりしますから、結局、国側にも利益があったのではないかと思いますからね……。

鳥越　旧厚生省の薬務局長が、ミドリ十字の社長に就いたりもしている事実があったわけですからね。

福田　もし、一人でも多くの人を救いたいというような思いで一生懸命作ってくれた薬でC型肝炎になってしまったのなら、私も仕方ないとあきらめられたと思うんです。でも、知れば知るほどに、明らかに人災というか、「一握りの人間の身勝手な行動で自分たちが被害に遭った」としか思えない。そう思うとやはり許せないんです。しかも薬害はずっとなくならないですし。

国は判決で責任を認められたにもかかわらず、法的責任そのものを認めたがらない。前例を作ってしまうと、新たに別の薬害が出てきたときに、また認めざるを得なくなるからじゃないですかね。現に、薬害ＨＩＶ訴訟も責任はなかったと言ってますよね。その前提に、「これからも薬害は起きるだろう」という発想があるからですよね。二度と起こさないつもりだったら、前例も何もないじゃないかと、そう思います。

■舛添要一厚生労働大臣の存在

舛添さんが約束したらすぐ承認。「やればできるんだ」って（中井）

できる・できないにかかわらず、口に出してしまう人でした（福田）

鳥越　福田さんはそうして2004年の4月から、薬害肝炎の原告団に入って実名公表し、国の責任を追及してきたわけですね。

中井さんは同じころ、耀《よう》くんがアメリカで治験を受け始めたところで、治験が終わったのが翌年の2005年3月。そのまま本薬投与があるのでアメリカにはあと半年滞在しています。中井さんがその年の7月に厚生労働省の川原審査管理課長（当時）を訪れたときには、その2年前にアメリカで認可されていたムコ多糖症Ⅰ型の「アウドラザイム」さえ認可されておらず、Ⅱ型の「エラプレース」にいたっては、耀《よう》くんがアメリカで行った治験のデータが有効かどうかわからないと言われてしまった。

２００６年6月末に、赤松厚生労働副大臣（当時）にムコ多糖症の患者家族が面会し、10月にようやく「アウドラザイム」は認可されましたが、「エラプレース」に関してはその後どうなったのですか？

中井　Ⅱ型の治療薬「エラプレース」は、アメリカでは２００６年夏に承認されたんです。だから「日本でも２００７年春くらいには認められるかな？」という噂があったので、そうだといいなと思っていたんですけど、やっぱり春には認められなかった。

でも患者や家族にとっては、そんなことは特別なことじゃなかった。慣れてるんですよ、これまでの経験で。「アウドラザイム」の経緯を見ていましたし、「エラプレース」も同じくらいの年月がかかるんじゃないかと思っていましたし。

もちろん、治療薬に関しては、患者も家族も渇望しているわけです。「もうすぐできる」と聞くと、本当に指折り数えてその日を待つんですね。たとえば、「来年できる」と聞けば、「あと何カ月、あと何日」と。でも期待すればするほど、その日が来ても治療薬が手元に届かない現実を知ってがっくりと落ち込みます。期待してはうなだれるということを繰り返してきていたんです。

「こうなるだろう」と聞いて期待してしまうと、それがダメになってしまったときの落胆が大きいんです。そのつらさを少しでも軽減させるために、「期待したらダメだ」って、思うようにしていました。

鳥越　２００６年夏にアメリカで承認されて、日本で申請されたのが２００７年1月31日。申請から８カ月後に大きな動きがありましたよね。

中井　あれは本当に驚きました。舛添要一さんが２００７年８月末に厚生労働大臣に就任なさったときに、『Ｔｈｅ・サンデー』のインタビューで「10月のはじめには承認させるように指示を出したいと思います。これは厚生労働大臣としての約束です」と言ってくださった。申請から８カ月で認可されるなんて、誰も予想していなかったんです。

鳥越　そのニュースはどうやってお知りになったんですか？

中井　あの舛添厚生労働大臣のコメントは、生放送ではなくて収録されたものだったんです。ですから、その件に関して、ドキュメンタリーも撮影してくださったディレクターの湯浅さんはじめ、顔なじみのスタッフの方から事前に取材を受けました。「舛添厚生労働大臣のこういう発言について、どう思いますか」と。ずっと早期承認を願って行動してきたわけですから、舛添厚生労働大臣の発言を聞いた瞬間は本当に、とてもうれしかったんです。でも、やっぱり承認されるまでの間に亡くなってしまった子供たちのことが頭の中をぐるぐると巡って、「やる気になればこんなに早く承認できるのに、なぜもっと早くしてくれなかったん？」っていう悔しい気持ちがどんどん溢れ出てきてしまって。

それから私、一日中ずっと台所で泣いてたんですよ。同じことを言い続けて。「悔しい、悔しい」って。

鳥越　厚生労働省もやればできるんじゃないか、それならいままでどうしてできなかったんだ、という悔しさですね。

中井　そうなんです。アメリカの承認が前年の8月でしたから、日本の承認までには1年2カ月の時間差。これはもう、3～4年かかるといわれていたドラッグラグの状況から見れば、稀少難病としては前代未聞のスピード承認で、本当にすばらしいことなんです。だけど、その1年2カ月の間にも、ムコ多糖症Ⅱ型の患者さんで亡くなってしまったお子さんがいます。薬はもう開発されて、アメリカの患者さんには投与が始まって、少しずつ回復しているのに、どうしてそんなことになってしまうのかと思わずにはいられませんでした。

鳥越　亡くなってる人もいるし、進行性の難病なんですから、ほかの患者さんだって当然進行も進んでいますよね。その時間は取り返せませんからね。

中井　ただ、思い切り泣いたあとには、せっかく承認してもらったんですから、前向きにとらえないといけないと思い直しました。ここは文句を言うところではない、やっぱりお礼を言わなければならないと。

翌日が放送日で、わが家からの生中継もあって、そのときには本当に心からの感謝の気持ちをお話しさせていただきましたし、実際に舛添厚生労働大臣が「承認します」と話している姿をテレビの画面を通して見たときは、本当にうれしくて泣いてしまいました。多くの方のお力があったからできたことです。厚生労働省の方々の決断と行動、ムコ多糖症に携わる先生方が積み上げてくださってきたこと、小松亮太さんや湘南乃風のみなさん、応援してくださったみなさんの力が合わさって実現できたんだと思います。

耀《よう》もこの知らせを聞いたときの感想をたずねられて、こう答えていました。

「うれしい。でも、耀《よう》だけ助かっても嫌やから。ほかのみんなも、もうちょっと早く助かってくれたらよかってんけど」

耀《よう》は、家族がどんなふうに動いてきたか、どんな活動をしてきたかということはすべて見ていましたし、その日の私の様子を見ていたので、いろいろな気持ちを感じていたんじゃないでしょうか。

福田　耀《よう》くんの言葉を聞いて、「ああ、すごく気持ちがわかる」って思いました。承認されてもそれでスッキリ解決するわけじゃない。複雑な思いが残ってしまうんだなあって。私も議員立法は成立したけれど、複雑な思いがありましたから。

鳥越　誰かが突破口を開かなければならない。そこを開いたという意味では舛添厚生労働大臣の行動は大きいですね。その後、10月4日に承認されて、実際に使えるようになったのはいつですか？

中井　通常、承認されてから薬が患者のもとに届くまでには1～2カ月かかります。薬価をはじめ、いろいろなことを決める手続きもあるようです。ところが、このときは承認から2週間後には患者の元に届くように販売を開始してくださったんです。10月17日(九州、北海道は輸送の関係上18日）には発売開始となりました。

鳥越　一刻も早く患者の元に届けようということでしょうね。舛添厚生労働大臣の存在は大きく影響しているかもしれませんね。

鳥越　薬害肝炎訴訟の場合も、舛添さんの存在は大きかったですか？

福田　いろいろな意味で大きかったです。これまでの厚生労働大臣は、問題を解決する気がなかったんだとしか思えませんね。自分の任期は1年や2年、その間に決着をつけないほうがいいやというような雰囲気が漂っていました。それは官僚も一緒で、官僚もすぐ配属が変わりますからね。だから、裁判の最大のミッションは、勝つとか負けるとかではなく、「引き延ばし」だったと思うんです。自分が上の地位にいるときに、「解決にもつれ込んでほしくない」っていう気があったんじゃないかと思います。でも舛添さんには「俺が解決しよう」という思いがあったと思いますし、できる・できないにかかわらず、口に出してしまう人でした。これはいままでにない厚生労働大臣ですよね。

鳥越　テレビの前で、言葉にして出しちゃうわけですからね。

福田　私たちからすれば、言葉にすればいいというわけではないんですよ。「言ったのにやってくれない」っていう一喜一憂もありましたから。でも、はっきりと言葉にして言ったということで、「あのときこう言ったじゃないか」と問い詰めることができた。その点はすごくよかったと思います。

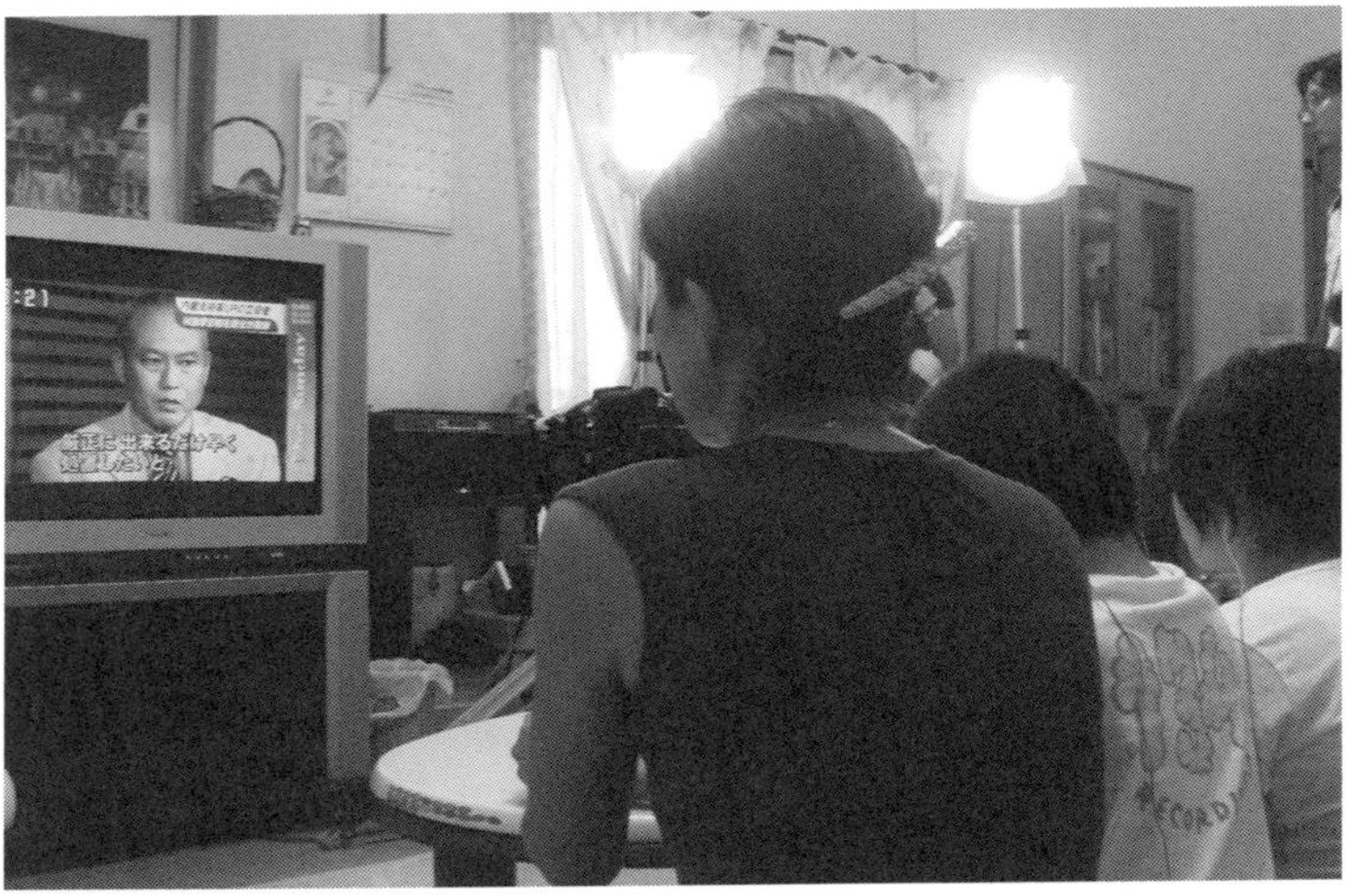

舛添要一厚生労働大臣のインタビューにて、念願の治療薬承認の確約を得た

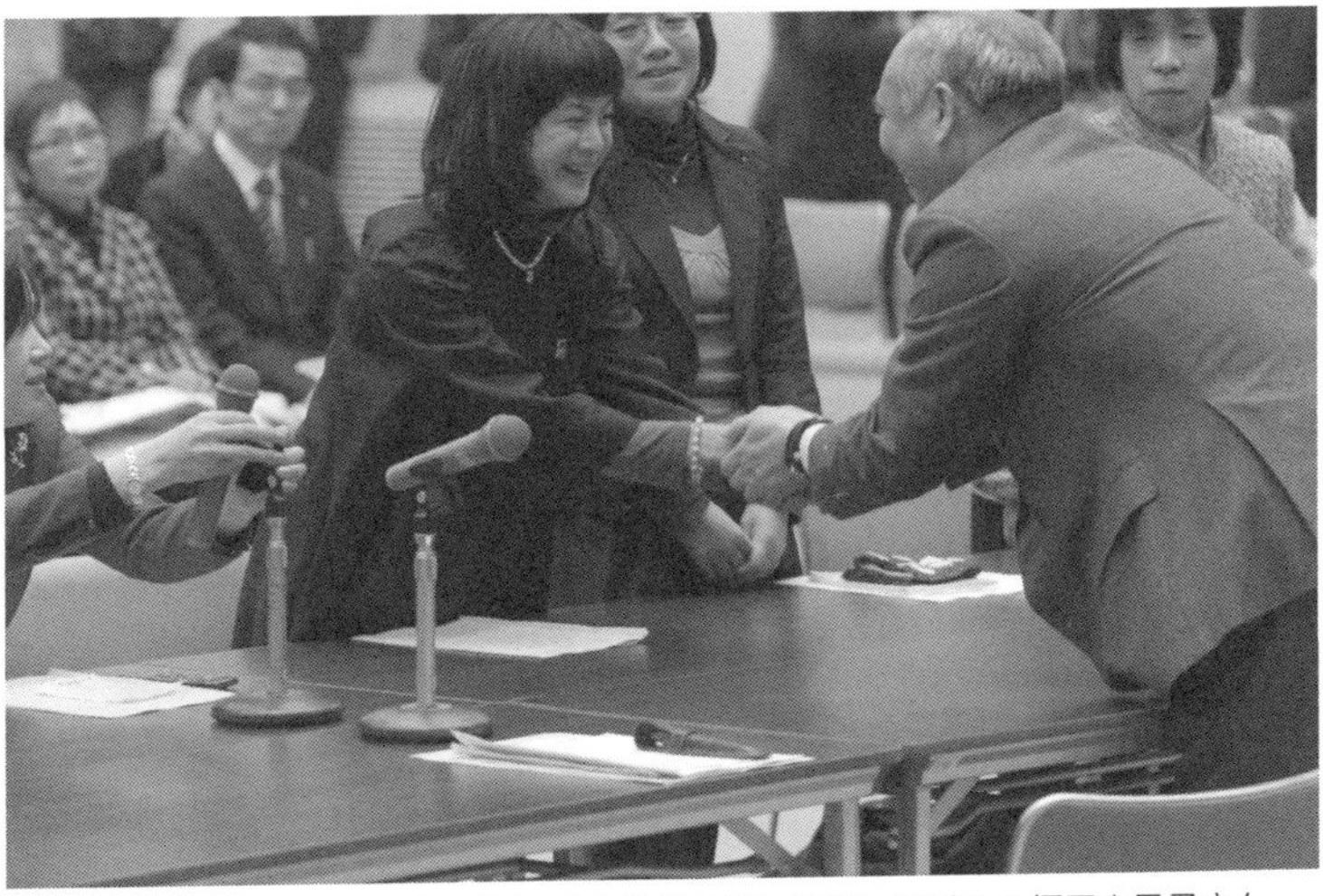

和解基本合意書に調印後、舛添要一厚生労働大臣と笑顔で握手する福田衣里子さん

■手放しでは喜べない

言い続けていないと、やっているフリで終わるんじゃないかと、不安に思いました（福田）

期待して、そうならなかったとしても誰も責められない（中井）

鳥越　薬害肝炎訴訟については、２００７年12月、和解案の骨子の提出の直前に、舛添厚生労働大臣が謝罪をしています。その後、すぐに和解案が決裂しましたね。あのとき、１月に議員立法が成立すると想像していましたか？

福田　12月20日に決裂したときには、弁護団のなかでも「10年戦争かな」とか、「最高裁まで行くかもしれない」って思ったというくらいで、山口美智子さんや出田妙子さんなど、ほかの原告たちも、かなり絶望して、本当にみんなぐったりとしていたんです。

でもなんとなく私は、これが決裂しても、国はまた新しい手を考えてるんじゃないかなって思ってたので、「どうにかなるんじゃないか」と、そんなに絶望はしていなかったんです。でも、まさか議員立法という方法になるとは思ってもいませんでした。

決裂してしまって、みんな「年内はどうにもならない」と思っていたので、私も長崎に帰りました。「今年はもう東京に行くこともないから、クリスマスは家で過ごせるな」って思っていたのに、決裂から3日後でしたよね。家でパジャマみたいな格好でフラフラしていたら速報が流れて、「総理が全員一律救済[23]と明言」だって。それはもう本当に驚きました。

鳥越　そんなに早い対応は予想もしていなかった。

福田　もう、みんなそうでしょう。電話がすぐにかかってきて、福岡で記者会見するから来てくださいって言われるし、家も携帯も電話が鳴りっぱなし。記者会見するから早く行く準備しないといけないし、電話に出られないしで、もう本当にバタバタして。

㉓全員一律救済
薬害肝炎訴訟において、弁護団・原告団が求めていた、血液製剤の種類、投与の時期にかかわらず、国と製薬会社の責任を認め、提訴していない薬害被害者を含め、線引きせず一律に救済すること。

けれど、そのときも、うれしいとかそういうことより、この目で内容を見ないと信用できないと思ったので、手放しに喜べない状態でした。いったいどういう意味合いで、どういうふうにするつもりなのかを見てからじゃないと判断できないっていう感じだったんですね。

バスとかJRを乗り継いで行く時間もないから、父に車で高速で連れて行ってもらって、会見場にポイッて降ろしてもらって、父はそのまま帰っていったんですよ。4時間以上かけて一往復ですよ。それで、そのまま次の日にはまた東京。

何でみんなが東京に集まっていた3日前に言わないんだって、一瞬思いましたけどね。でもほんと、みんなとても喜んでましたね。決裂した日には、原告団のなかにも「もうやめて帰ってこい」「もういいじゃないか」って家族に言われたのがショックだったと言ってた方もいましたから。あのとき解決して本当によかったと思いました。

鳥越　実際に議員会館などに行かれていて、議員さんの感触とか、空気とか、そういう動きがあるというのはまったく感じられなかったのですか?

福田　私の感触としては、そんな雰囲気は感じられなかったですね。政府側は、「これでもか!」と、案を次々に出してきましたが、当初から私たちが掲げてきた理念とはかけ離れていたものだったので、受け入れることはできませんでした。

「薬害肝炎訴訟」とは

1、国と製薬会社に法的責任があることを明確にし、謝罪を勝ち取ること
2、薬害肝炎に感染してしまった被害者の被害回復
3、薬害肝炎被害の真相究明と薬害の再発防止
4、C型肝炎の治療体制の確立などの恒久対策

これらを目的とし、薬害肝炎を巡って２００２年に東京、大阪、仙台、名古屋、福岡の全国5カ所で提訴した訴訟のこと。

この訴訟は、２００万人を超えるC型肝炎被害の全容を明らかにし、すべてのC型肝炎ウイルス感染者の被害回復を実現することが最大の争点となっており、弁護団・原告団はウイルス性肝炎患者約３５０万人の救済を求めている。

２００８年1月11日に「薬害肝炎救済法」が成立したことにより、各地裁で国との和解が成立したが、弁護団・原告団が求める、「ウイルス性患者約３５０万人を一律で救済する法案」はいぜん審議中で、現在の議員立法で救済される薬害肝炎患者の範囲は限られている。（P86　議員立法の概要　参照）

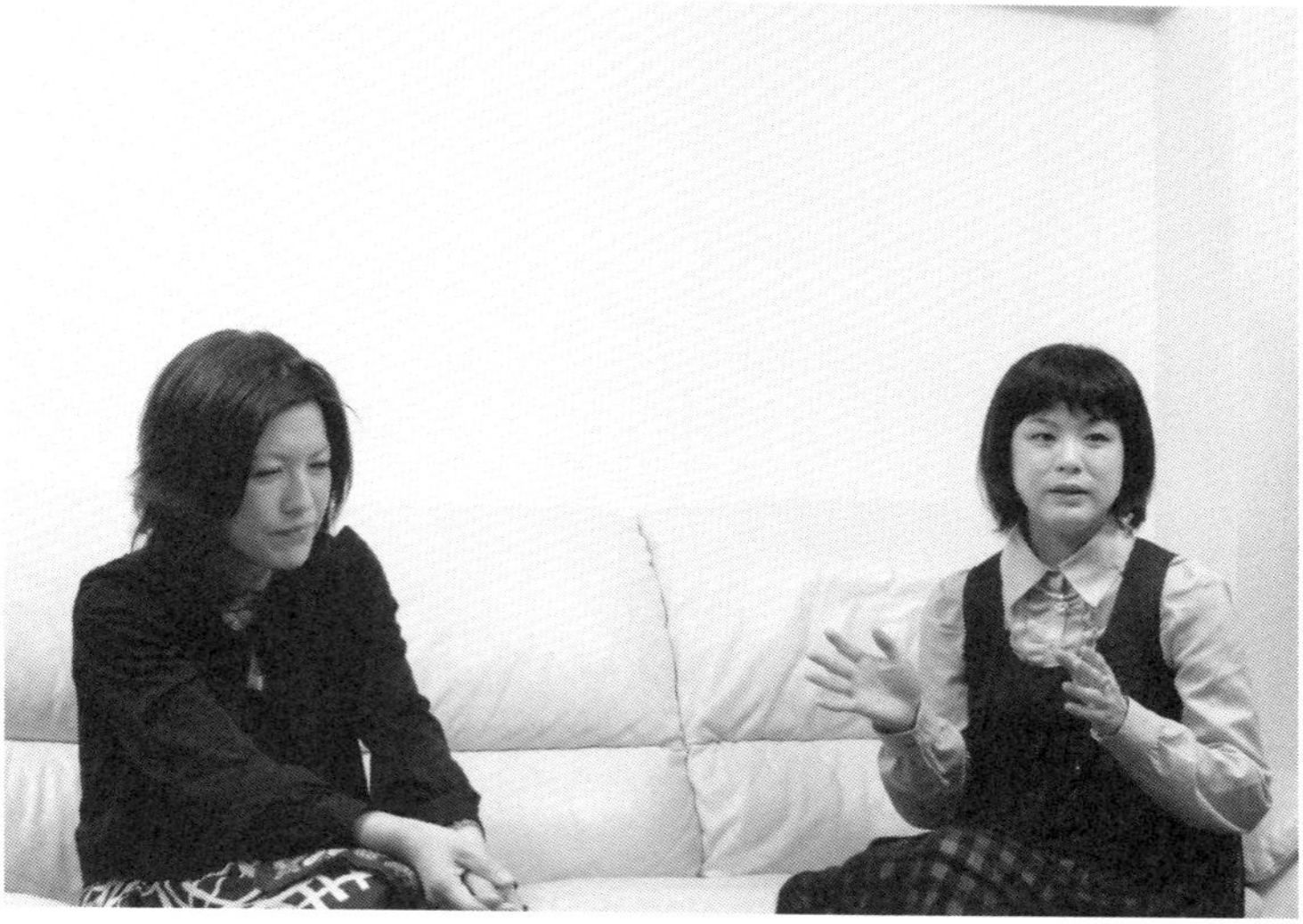

鳥越　中井さんはどうですか？

中井　私もこんなに早く承認されるとは思っていなかったです。Ⅰ型の薬に対しても、もうすぐ開発される、もうすぐ薬ができる、もうすぐ治療が始まる、というようなことを毎年聞かされるんです。それで、「いつですか？」と聞いたら、「来年くらいかな？　再来年くらいかな？」って。患者たちはいままでそれを楽しみに待っては、そうならないということが繰り返されてきました。

だから、Ⅱ型の治療薬に関してもあまり期待していませんでした。耀《よう》がアメリカから帰ってきた次の年の夏に、アメリカでは承認されたので、「日本では、その翌年春くらいには認められるかもしれない」と教えていただきました。でも「どうなのかな？」と思っていたら、やっぱり春には承認されなくて。でも私たちは慣れてるんですよ。「こうなるだろう」って聞いて期待するけど、承認時期が延びることに関して誰も責めてはいけない。だから、「Ⅱ型の治療薬が承認されました」ということを思いがけなく聞いたときは本当にびっくりしたんです。

福田　私も、手放しで喜んでもやっぱり言うだけで、現実になるということがほとんどなかったんです。いままでだって「信用してください」とか「やります」って言いながらやらないことがほとんどだったので、だから本当に「やる」となって驚いたというのは中井さんと一緒です。

本当に期待させないでほしいですね。できないならできないって正直に言えばいいじゃないですか。こっちは命がかかっている問題だから、「やります」と言われれば期待して、信用するしかしかない。その言葉に懸けるしかないわけだから。「1年後です」って言ったからには責任を持って1年後にやればいいのに、「しますから、しますから」って言いながら結局言い続けてないとやっているフリで終わるんじゃないかと、不安に思うようになりました。

中井 私の場合は、骨髄バンク[24]でドナー候補が3人が見つかって、「誰かくれるだろう」といわれていたのに、みなさんにドナーになっていただけなかったというところから、「期待してはそうでなくなること」が始まっています。前向きな言葉に耳を傾けて、期待して、期待どおりにならなかったとしても、誰も責められない。そういう状態が続いてきたので、半分あきらめていないとどうしようもない。つらい気持ちになりたくないので、下手な期待をしないようになりました。

鳥越 福田さんは、議員立法が成立した日はどんな気持ちでしたか?

福田　それはもう、通るだろうとは予測していたので、衆議院と参議院で可決というのを聞いても「ウワー、やった！」っていう思いはありませんでしたね。
もうその先に気持ちが行っていて、議員立法が成立しても、救済されない被害者たちがいる。その人たちをどうしたらいいんだろうかっていうほうに気持ちが移ってしまっていたので、手放しには喜べないわけです。ごく一部の人しか救済されないなっていう。
もちろんね、大きな成果ではあると思うんですね。それこそ裁判だから、いま提訴している原告団が解決するというのが普通の裁判のあり方なんですけど、それを飛び越えて、法律でほかの被害者の救済もできるというのは、ほんと、大きな成果なんでしょうけど。

鳥越　まだまだ問題があるなと。

福田　ええ。まだまだあるんです。でも、本当だったら、ここで喜ばずしてどこで喜ぶんだっていう気持ちもあるし、「がんばったら、解決したときに喜びが大きいにちがいない」という思いでやってきたはずなのに喜べなかったので、本当に複雑でした。

㉔骨髄バンク
骨髄移植が必要な患者のために、血縁関係以外の人が健康な骨髄液を提供しようとする申し出を受けて氏名を登録し、移植適応者が現れると骨髄提供を斡旋する組織。

なんか損してるっていうか、「じゃあ私、どこで喜ぶとやろう？　ここ、喜びどころじゃないとやろうか？」っていうような気持ちはあったんですね。

私は、知りすぎたっていうか、知ったからには放っておけないですし……。まだ終わっていないことがわかっている原告たちにとっては、複雑な思いのうずまく瞬間だったと思います。

薬害肝炎訴訟　議員立法の概要

前文で「政府は、感染被害者の方々に甚大な被害が生じ、その被害の拡大を防止し得なかったことについての責任を認め、感染被害者及びその遺族の方々に心からおわびすべきである。さらに、今回の事件の反省を踏まえ、命の尊さを再認識し、医薬品による健康被害の再発防止に最善かつ最大の努力をしなければならない」と、薬害放置に対する政府の責任と被害者に対する謝罪、今後の薬害防止を明記した。

これにより国は裁判を起こして薬害被害者と認定された人には、医薬品医療機器総合機構を通して給付金を拠出する。1人当たりの給付金は、肝炎に起因する肝硬変・肝臓ガンの患者に4000万円、慢性肝炎患者・遺族に2000万円、肝炎ウイルスに感染するも未発症の患者に1200万円である。給付金の請求期限は法の施行から5年間と定められた。

第二章　実名を公表するということ

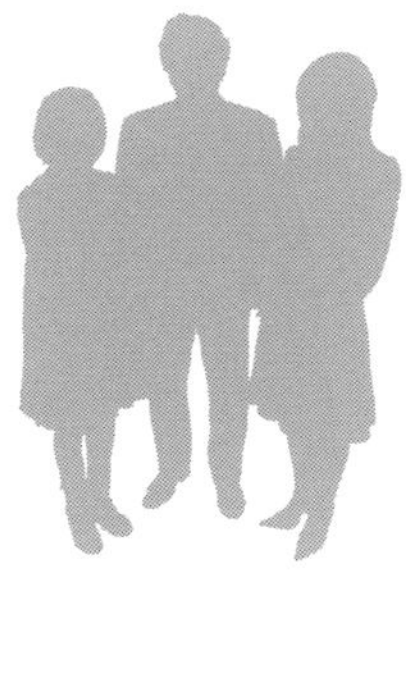

■実名公表を決心した理由

本気でやらないとダメだ……だからカミングアウトしました（中井）

鳥越　お二人に共通しているのは、薬を巡って国に翻弄《ほんろう》され、自分の人生が大きく変わったという点。そして、実名を公表して体を張って世論に訴えかけ、国と闘ったことでも通じ合う部分があるのではないかと思います。そもそもお二人が実名を公表した経緯は？

中井　耀《よう》と同じ保育所に通っていたお友達のお母さんで、関西テレビにお勤めの方がいたんです。私が保護者会で骨髄バンクのことを訴えたら、その方が「中井さん、ニュースに出る気ない？　とにかく企画書を書くから、いままでの経緯を全部書いてファックスして」って声をかけてくださって。そのときはテレビで取り上げてもらうことがそんなに大変なことだとは思っていなかったんです。テレビって企画書を提出しても必ず通るものじゃないんですよね。でも、その方が一生懸命働きかけをしてくださったおかげで、関西テレビの夕方のニュースに出させていただくことになりました。まず、それが初めてのテレビ出演です。

鳥越　反応はどうでしたか？

中井　反応まではよくわからなかったのですが、とにかく骨髄バンクの登録のお願いをしました。

鳥越　そのときは、顔を出して、本名で出演されたんですね。息子さんのことも、ありのままを話して。

中井　番組の最後に耀《よう》を抱きかかえて、視聴者に向かって訴えかけました。

鳥越　「息子はムコ多糖症です」とおっしゃったんですね。それは一般的にいうとカミングアウトですよね。抵抗はなかったのですか？　ご家族とか、ご主人とか、まわりの抵抗は？　ご両親に「そこまでしなくていいんじゃないの？」とか言われませんでしたか？

中井　もう、本気でやらないとダメだと思っていましたし……。何よりも耀《よう》の命のためですから。だからカミングアウトできたんだと思います。周囲の反応まで考えていられなかったですね。

鳥越　たとえなんと言われようとも、私はやるということですね。まわりから雑音はなかったのですか?

中井 誰にも相談しませんでした。誰かに相談しても、結局決めるのは自分ですから。この子のためにできるのは自分しかいない、自分がやらなきゃいけない。ただそれだけの思いでした。それに、相談しても、逆に相手に心配をかけてしまうとも思いました。だから、相談できるって幸せなことかもしれないですよね。

鳥越 ご主人はなんておっしゃっていたのですか?

中井 ずっと同じ考えでいてくれたので、黙って見守ってくれていました。

■決意の裏側で

わからない人には、いくら言ってもわからない。差別する人はすればいいさって(福田)

鳥越 福田さんも裁判に加わったときから、ずっと実名で、顔を出してテレビに出てこら

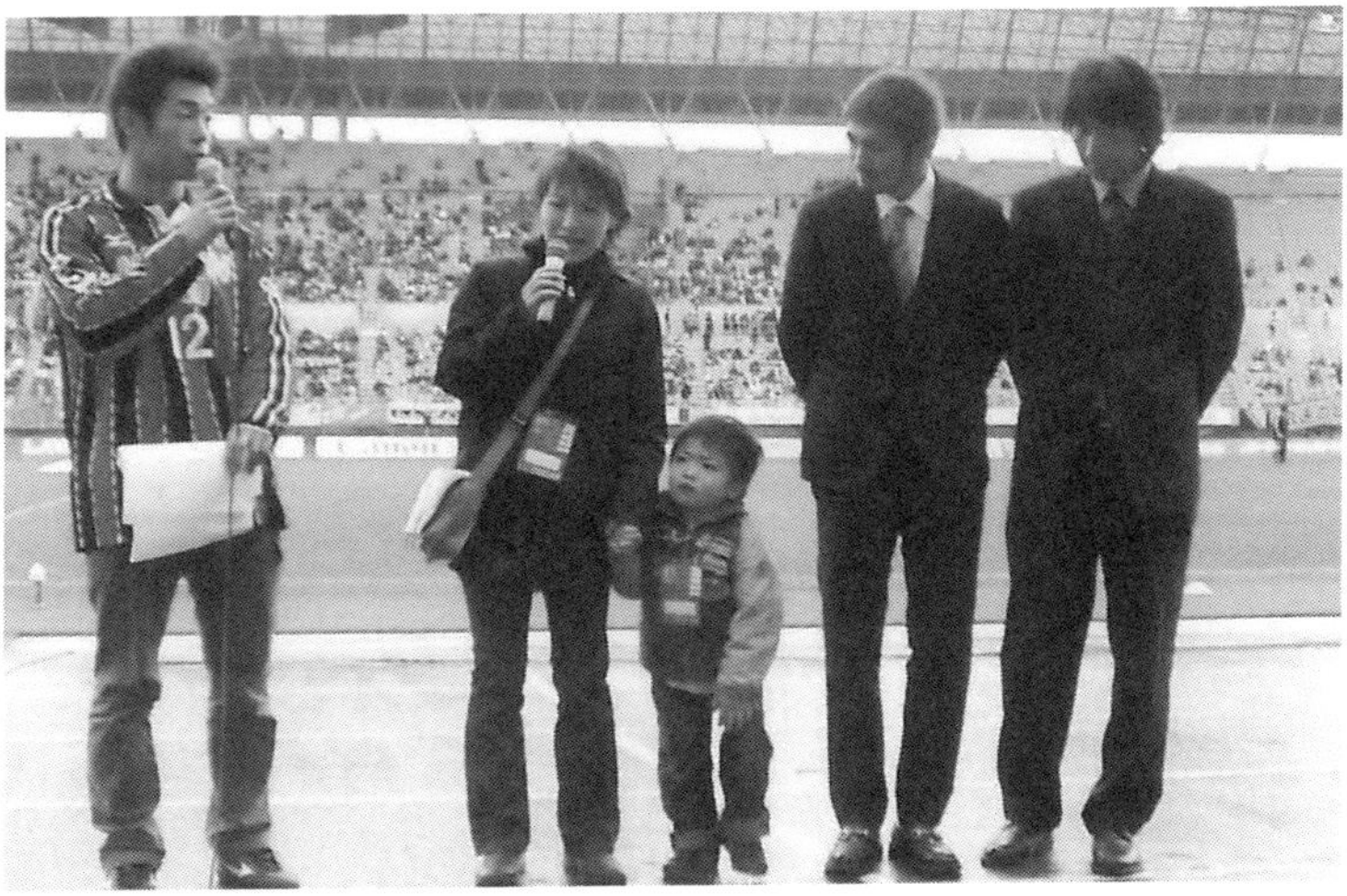

Jリーグ・セレッソ大阪の開幕戦など、さまざまな場所で訴えかけた

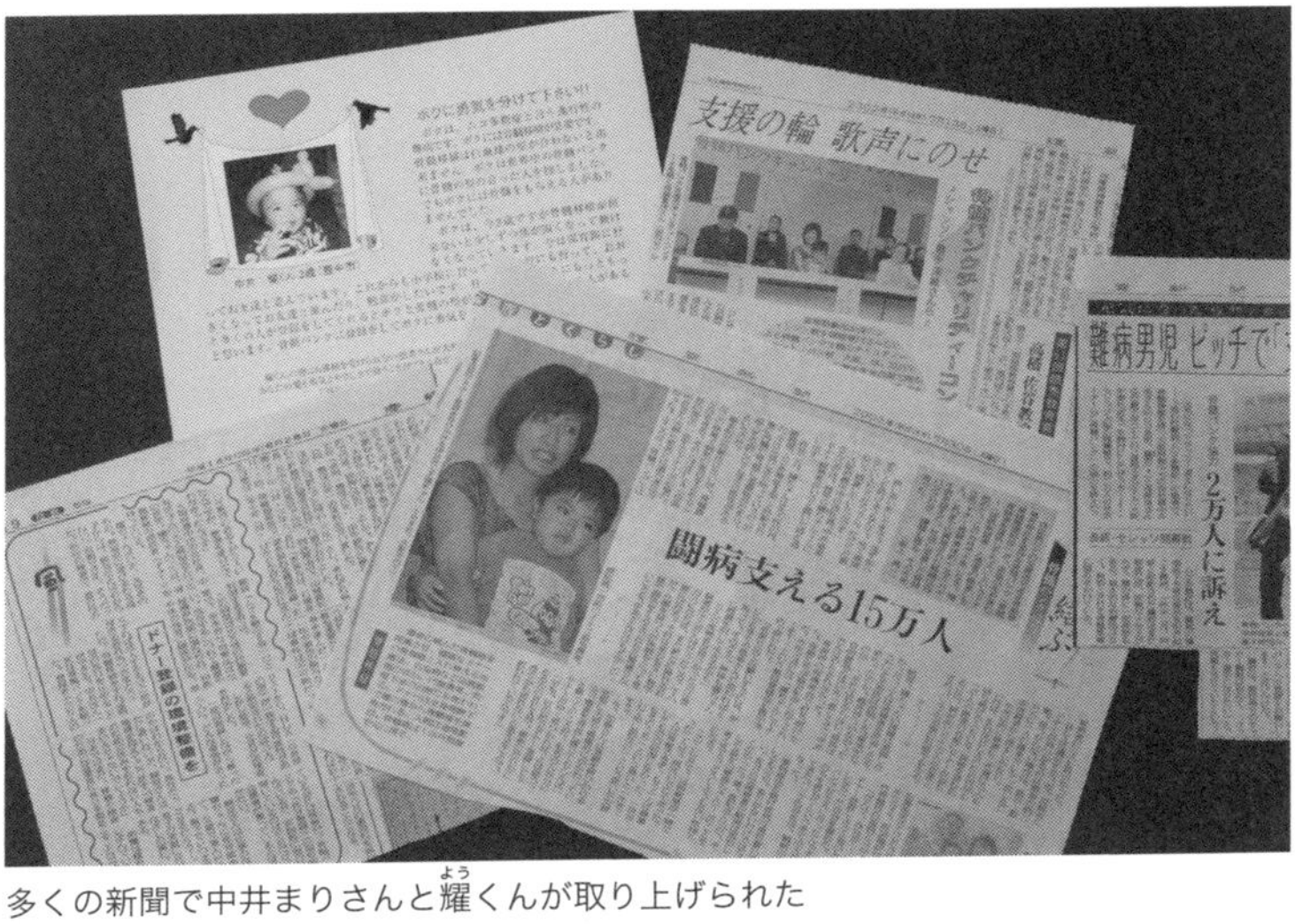

多くの新聞で中井まりさんと耀《よう》くんが取り上げられた

れた。テレビに実名で出ようと決心した中井さんの気持ちはわかりますか？

福田　私と一緒だなと思ったのが、まわりに相談しなかったとおっしゃったことです。私も全部自分で決めました。薬害肝炎訴訟の原告団に加わることも、実名公表することも、親にも相談せずに、勝手に決めたんです。

２００４年3月に福岡地裁で初めて裁判を傍聴したあとの懇親会で、弁護士さんに「私も実名を公表して参加します」と言いました。弁護士さんが「ご両親はいいんですか？」と横にいた両親に聞いたから、逆にびっくりしました。本当は、親は反対したかったのかもしれないですけど、「本人がいいなら、いいんじゃないですか」と言ってくれました。あとから両親に聞いたら、「止める暇なかったもん」って。まだ嫁入り前だし、差別などもあるかもしれないと、いろいろ思うところはあったみたいなんですけど、なにしろ止める暇はなかったらしいんです。でも、昔から私がすることに対して背中を押してくれるような親でした。

鳥越　中井さんは、実名でテレビに出演して、どんなことを訴えたんですか？

中井　骨髄バンクに登録して、骨髄移植を待っている子供たちの、命のお父さん、お母さんになってくださいと言いました。

鳥越　骨髄バンクは、白血病も含めて、いろいろな病気に関わることですもんね。

中井　そうです。たくさんの方が骨髄バンクに登録してくださることによって、耀《よう》のためだけではなく、きっと一人でも多くの方が助かることになるだろうと思って。だから、勇気を出して本名を名乗って本気で訴えようと決心したんです。もちろん仮名で出ている方も本気でいらっしゃると思いますが、私の場合は実名を公表することが本気を示す一つの方法だと思いました。そのときは同じ病気の知り合いも仲間もいませんでした。だから私がやるしかないと思って出ました。

鳥越　中井さんにとっては、顔を出して訴えるということが「本気でやる」ことに思えたのですね。顔を出していない人が本気ではないと言っているわけではない。いろいろ事情があって顔を出せない人もいるわけですよね。でも、中井さんは顔を出して、実名を出してやることがご自身にとっての本気だった。世の中に訴える最良の方法だとお思いになったということですね。

福田さんはどうして公表しようという気持ちになったのですか?

福田　私はもともと裁判をやってること自体、知らなかったんです。退院してからしばらくして、医療講演会が長崎で行われることを知って、一人で行ったんです。講演終了後に、弁護士さんに話しかけたら、薬害肝炎訴訟の存在を教えてくれて、「原告にならないか」と言われたんです。

初めは「裁判って、なんか怖いな」と思っていたのですが、弁護士さんがわかりやすく説明してくれて、その場で裁判に加わることにしました。

数日後に福岡の裁判所に行ったんですけど、裁判所の前に、若い人たちがたくさん集まっていて。毎回傍聴に来たり、理解を深めるためにビラ配りを街頭でしてくれているというのを聞いて、衝撃を受けました。私は当事者なのに、何もせず1年も出遅れている。家族でも恋人でも友達でもない人のために自分の時間を使って、おもしろくもない裁判を傍聴に来て、楽しいサークル活動でもないのにビラを配っている。遊びに行ったりデートしたり、バイトしたりする時間を使って応援してくれている人がたくさんいることを知って、すごく感動しました。と同時に、「自分はいったい何をやってたんだろう、当事者なのに」って。そこで初めて、当事者がやらなきゃいけないことはもっとたくさんあるし、できることもあるだろうと思ったんですね。

鳥越　自分ができることの一つが、実名で訴えていくことだったわけですね。

福田　名前や顔を隠していたら、やれることも限られてくるだろうし、私は名前を隠さなきゃいけないようなことは何もやっていないと思ったんです。名前を隠すこと自体が、差別につながるんじゃないかと思ったんです。名前を隠さないといけないような怖い病気だと思われるんじゃないか。だから、患者の口からC型肝炎という病気について訴えていくことで、差別がなくなっていくんじゃないかという思いがありました。

当時は、やっぱり感染症というだけで差別されていたんです。いまでもまだ仕事を辞めさせられたり、離婚したり、偏見や差別によってつらい思いをされている方が原告のなかにもたくさんいらっしゃって。実名公表したくても、いろんな事情でそれができない人もいました。

幸い私は、周囲の理解が得られる環境にいました。親が許してくれた……というか、勝手に公表しても強い反対もしなかったですし、いままでの友達もみんなわかってくれて。だから、できる私がやらないのは罪じゃないかと。もし差別する人がいたとしても、そんなのは、わからない人にはいくら言ってもわからない。だから「差別する人はすればいいさ」と思うようにしました。

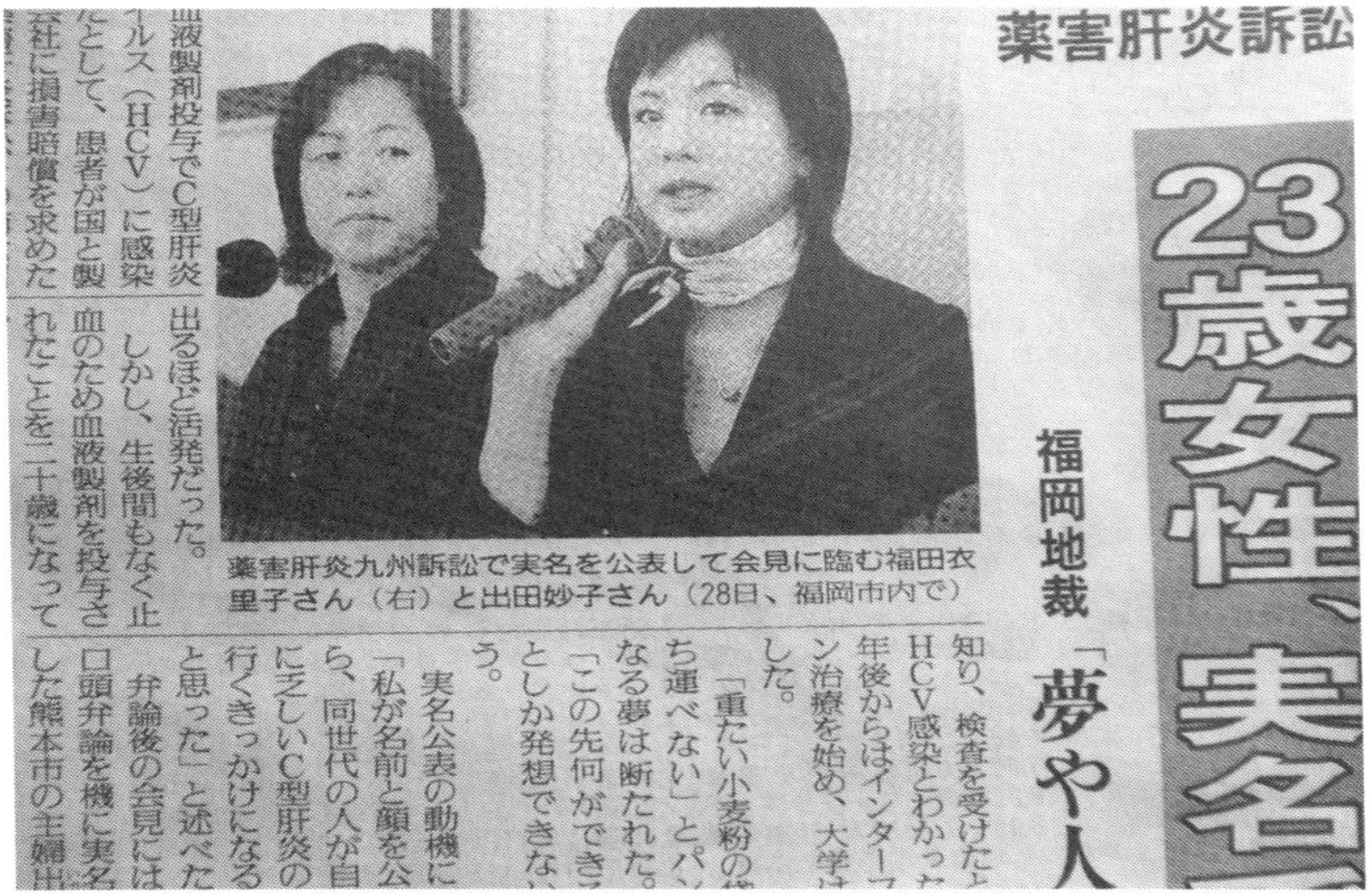

薬害肝炎訴訟

23歳女性、実名

福岡地裁

「夢や人

知り、検査を受けたと
HCV感染とわかった
年後からはインターフ
ン治療を始め、大学は
した。
「重たい小麦粉の
ち運べない」とパン
なる夢は断たれた。
「この先何ができる
としか発想できない
う。
実名公表の動機に
「私が名前と顔を公
ら、同世代の人が自
に乏しいC型肝炎の
行くきっかけになる
と思った」と述べた
弁論後の会見には
口頭弁論を機に実名
した熊本市の主婦出

出るほど活発だった。
しかし、生後間もなく止
血のため血液製剤を投与さ
れたことを二十歳になって

血液製剤投与でC型肝炎
イルス（HCV）に感染
たとして、患者が国と製
社に損害賠償を求めた

薬害肝炎九州訴訟で実名を公表して会見に臨む福田衣里子さん（右）と出田妙子さん（28日、福岡市内で）

2004年4月29日。新聞に掲載された実名公表の記事

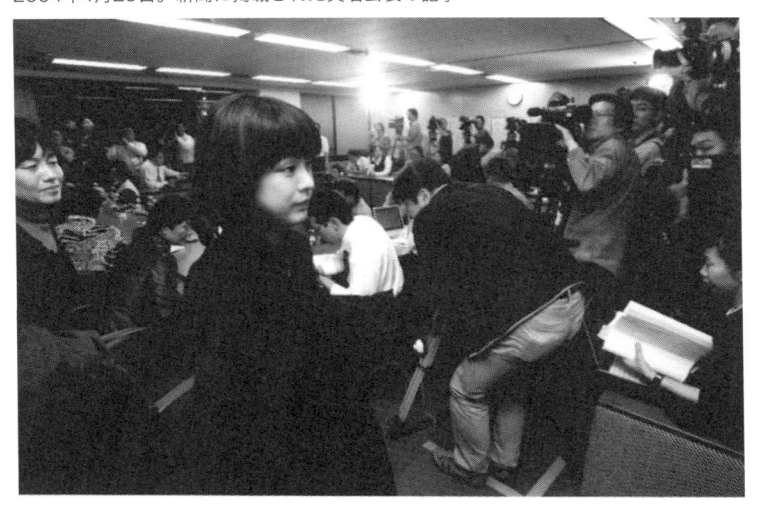

実名公表をすることで、多くのメディアに取り上げられることになった

■広がっていく支援の輪

実名で活動していくうちに、支援の輪が広がったんです（福田）

テレビ番組から、支援ネットワークが出来上がりました（中井）

鳥越　ここは結構大きな分岐点ですよね。中井さんのケースも福田さんのケースも、薬害ＨＩＶ訴訟も同じ。薬害ＨＩＶ訴訟の場合は川田龍平㉕くんが、ああやって顔を出したことで流れが変わりましたよね。それまで、薬害ＨＩＶ訴訟の原告はみんな顔を出していな

㉕川田龍平
東京ＨＩＶ訴訟の原告で、実名公表をして活動していた。現在は参議院議員。

かったですからね。
恐らく川田くんが出たことによって、伝わり方が相当違ったんだと思います。薬害肝炎訴訟も、福田さんをはじめ何名かの方が顔を出したことで変わったと思います。
中井さんは関西テレビに出たあと、日本テレビ系列の番組㉖にも出ましたよね。そのときもご自分の顔を出して、耀《よう》くんの姿も全部さらけだした。そうすることに躊躇《ちゅうちょ》はなかったですか？

中井 やっぱり病気の特性上、「なかった」といえば嘘になります。でも、そうしないと伝わらないと思ったんです。確かに、そのときは全国放送ということで、ちょっと覚悟が要りました。でも、伝えないといけないと思いました。自分にできることはしないといけないと。そして何より日本テレビのディレクターの湯浅さんが信頼できる方だと思いましたので、取材を受ける決意をしました。

鳥越 福田さんも原告になって顔を出し、実名を公表した数人のうちの一人になりましたよね。そのときの気持ちは？

福田 中井さんと同じで、まずはC型肝炎というものを知ってもらいたい、「薬害」という問題を知ってもらわなければいけないと思っていました。C型肝炎といってもみんなピンとこない段階だったので。偏見差別をなくすには、まず知ってもらわないと。

鳥越　薬害肝炎訴訟の原告団は各地にいらっしゃいますが、いまでも匿名だったり顔を出さないという人はいるんですか？

福田　実名公表をしている人は少ししかいません。九州でも少ない。ほとんどが匿名です。いまでもみんな原告番号なんです。

鳥越　九州では、原告は何人いますか？

福田　かなり……。いまは150人以上（2008年6月現在）います。私は第一陣なんですけど、福岡地裁の原告団[27]のなかで私と同時期に実名公表していたのは、山口美智子さんと出田妙子さんと、小林邦丘さんと私の4人です。基本的に、第一陣の人たちが中心になって動いていました。

ずっと顔を出しているのは計10人くらいなので、すごく出番が多くて、忙しくなりました。そんなに忙しくなるなんて想像していませんでしたし、取材を受けないといけないと

㉖日本テレビ系列の番組
NNNドキュメント'05
中井さん　『1億3000万分の300＝0ですか?～治療を求める稀少難病患者たち～』　2005年5月8日放送
福田さん　『奪われた夢～　薬害肝炎…エリコの青春～』　2005年5月22日放送

㉗薬害肝炎の原告団
薬害肝炎訴訟の原告団のうち実名公表をしていたのは20名。福岡地裁においては福田さんのほかに、山口美智子さん、小林邦丘さん、出田妙子さんが、第一陣として実名公表をして活動をしている。

いうことまで考えてなかったんです。

実名を公表してからは、学校のゼミなどいろいろなところに声をかけてセッティングしてもらい、話をしに行くという作業をずっと続けていました。あとは街頭でビラを配ったり。そうした活動を地道に続けていたら、「支援を広げていこう」と手伝ってくれる学生の人たちがどんどん増えてきました。

鳥越 それはいつごろですか？

福田 2004年くらいからです。その後、たまたま日本テレビ系列のドキュメントに、中井さんと2週間違いで出ました。まったく同じ時期に同じような活動をしていたんです。

中井 日本テレビ系列のドキュメント番組が放送されたあと、夜中の番組にもかかわらず、たくさんの方が見てくださって、大きな反響があったんです。まず、バンドネオン奏者の小松亮太さん㉘が「アメリカに渡った生活費とか、何か支援したい」と連絡をくださいました。

㉘小松亮太
世界的にも有名なバンドネオン奏者。「バンドネオン」とは、タンゴに用いるアコーディオンに似た楽器のこと。

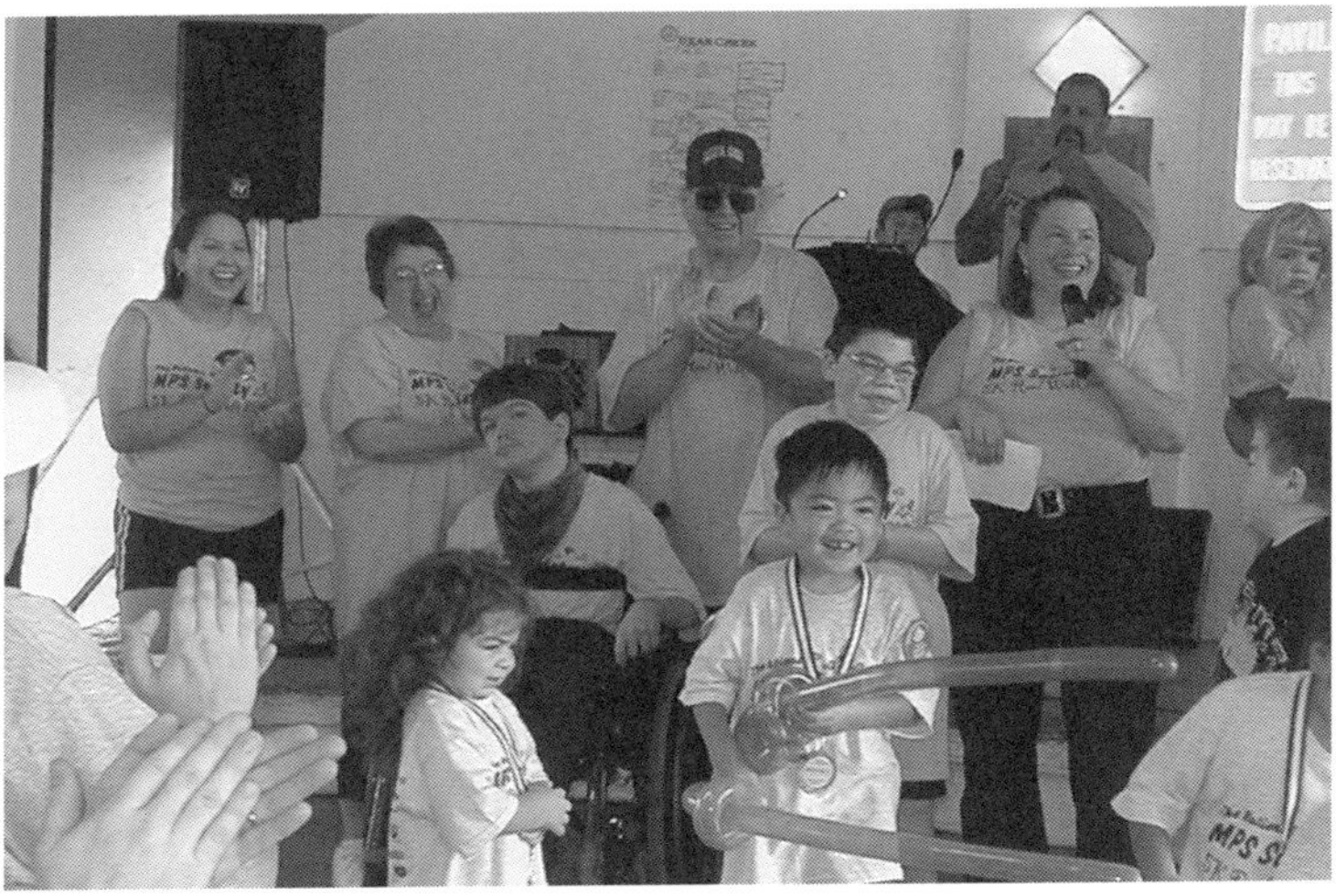

ムコ多糖症ボランティアの会。アメリカでは、患者・家族が積極的に活動を行っている

ちょうどそのころ、患者会とは別に、何か積極的に活動する会を作れないかと思っていました。というのも、アメリカの患者・家族は、自分たちで立ち上がって、募金を集めて研究者に寄付したり、ウォーキング大会を開催したり、いろいろなことを企画していたんです。日本にも患者会はありますが、子供たちの症状が重く、みなさんなかなかご自分から動くということができない。また、病気の特性上、表に出たくないという方が少なくなかったんです。

そこで、ドキュメントを見て私に会いに来てくださった小松亮太さんからもご提案があり、私の気持ちをお伝えして、「ムコ多糖症支援ネットワーク耀《よう》くん基金」という支援団体を立ち上げました。ホームページも作って、そこからいろいろな方が大勢集まってきてくださったんです。

鳥越　治療薬の承認に向けて、具体的にどんな活動をしたのですか?

中井　会を立ち上げてから、インターネットで患者やその家族が毎日ブログを更新して、発信し続けました。文章を書くのは苦手でしたが、自分の経験を少しでも多くの方に伝えたいと以前から思っていましたので、そういう場をいただいたことは、とてもうれしかったです。現在はＮＰＯ法人「ムコ多糖症支援ネットワーク」として活動をしています。こ

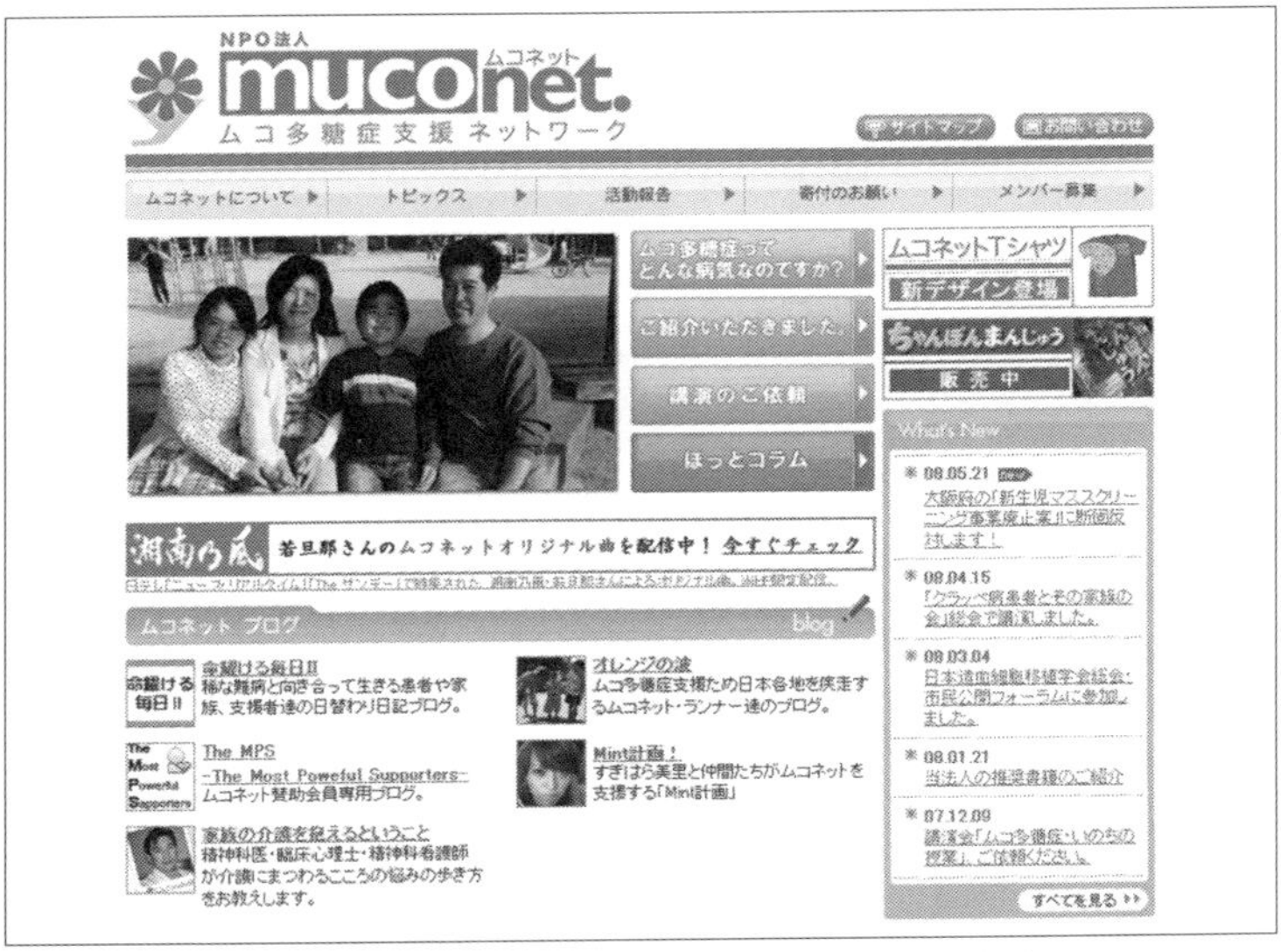

NPO法人「ムコ多糖症支援ネットワーク」http://www.muconet.jp/

うやって活動できていること自体、本当にありがたいことですよね。ＮＰＯ法人になるにあたりご尽力をいただいた方や、ムコネットに携わってくださっている方たちには、日々、感謝しています。

■支えてくれた家族のこと

黙って見ているほうがすごいと思います（福田）

うちの夫も基本は見守るタイプですね（中井）

鳥越　実名を公表して活動を始めたお二人に対して、ご家族はどう反応されましたか？

福田　私は突っ走るタイプなんです。勝手に裁判に加わって勝手に実名公表して、勝手に東京に行って。私が東京に来ているときは、連絡を取る時間もないくらい忙しいので、ほとんど連絡を取らないこともあります。それで、「明日の昼に帰る」とか「明日の夜帰る」

とか突然連絡して、駅まで迎えに来てもらったり。スケジュールが全然わからないから、「カレンダーに書いといて」って言われたりします。

お父さんはいつも送り迎えをしてくれて、ニュースの録画をしておいてくれて、あとは黙って見てくれているだけ。お母さんは私の姿をテレビで見て、「またあの服着とっと」とか、「あんな格好しとる」とか、見ている視点が違うんですよね。「またあの服着てる」って言われても「帰れんけん、同じ格好になるさ」って。

鳥越　福田さんのことを心配して、「やめなさい」とは言わないのですか？

福田　言わないだけかもしれないですけど、家族はあまり心配している様子は見せませんね。私が強いというのを知っているからでしょうね。でも「黙って見ているほうがすごいな」と思います。私の親もそうだし、山口さんや出田さんの旦那さんもそう。普通なら「帰ってこい」と思うじゃないですか。ご飯も全部外食だったり、自分で作らないといけないわけでしょ？　掃除や洗濯、片付け、家のことは全部しなきゃいけない。自分をほったらかして何カ月も東京にいることを許してくれていた旦那さんもすごいと思います。

私の場合は親だからほかの二人とは違うかもしれないけれど、「嫁に行けなくなるような気の強い発言ばっかりして」と心の底では思っていたみたいで。まわりから文句を言われたり、ブログに悪口を書き込まれたりしているのを見て、「こんなに言われるのにね、なんでそんなにやらんといかんの。なんの得にもならんたい」という思いはあったみたいです。でも、私がやめないから、やめろとは言えなかった。「もうやめなさい」とか「働くなり結婚するなりしなさい」と、言おうと思えば言えたと思うんですが、何を言っても無駄だってわかっているからか、止めなかったですね。それは本当にありがたかった。

中井　うちの夫も基本は見守るタイプですね。だけど、何かあれば一緒に来てくれたり、車を出してくれたり、とにかく何も言わずに協力してくれました。

福田　そうなんですか……。私は何度か親と弁護団の板ばさみになって、精神的にもきついときがあったんです。ほんの数回だったから持ちこたえたけれど、それが常だったら参っていたと思います。家族にも弁護団にも、どちらにも気を配らなくてはいけないとなったらきつい。だから黙って見守ってくれるのがいちばんありがたい。

中井　ありがたいですよね。でもうちの夫は、じつは言うときは言うんです。最近は、ムコネットのことばっかりやっていると、「家族とどっちが大事やねん」ってよく怒られます。でも、一度決めたらアメリカにも迷わずポンと行きますしね。頼りになる夫です。

鳥越　中井さんは耀《よう》くんの治験のためにご家族が離ればなれになりましたよね。そのときの心境はいかがでしたか？

中井　先ほども言いましたが、寂しい気持ちを紛らわすために、とにかく働きました。私の場合は、仕事をしていて一石二鳥だったのは、お金がどうしても必要でしたので。

骨髄バンクのドナー候補の方々にドナーになっていただけなかったあと、骨髄バンクには登録しないけれども、検査して、もしＨＬＡ㉙のタイプが合うのであれば耀《よう》のためにドナーになってあげたいと言ってくださる方が少なくなかったのです。健常者が検査をするには健康保険がきかないので一人２万～４万円かかるんですが、その分の検査代を負担しました。

その先にしても、耀《よう》の治療費がいくらかかるか想像もつかない。とにかくこれからお金が絶対要るようになると思っていましたから、必死に働きましたね。そんな状態が、耀《よう》がアメリカに行っているときもずっと続いていました。やっぱりいま思い返してみても、あのときほどつらいことはありませんでした。愛するわが子と1年間も離れて暮らさなくて

㉙ＨＬＡ（ヒト白血球抗原）
臓器や組織の移植の際、拒絶反応を起こすかどうかの適合性に関与する型のこと。

はいけない。ましてや進行性の病気ですので、いつ、どうなるかわからない。風邪をひいたあとに急に病状が進行したという例も聞いていましたし、とにかく日々切迫した状態だったと思います。

鳥越　一緒に日本で暮らしていた長女の海里《みり》ちゃんは、何か不満や寂しさをお母さんにもらしたりはしなかったのですか？

中井　たいしたことはしてあげられませんでしたが、それまでが耀《よう》にかかりきりだったので、海里《みり》は、私と二人でいられるということがうれしかったみたいですね。もちろん耀《よう》とお父さんと会えないのは寂しかったでしょうけど、そういうことを言葉にしたことはなかったですね。

だけど、「海里《みり》のことをちゃんと見てやってくれ」と夫に言われていましたが、それまでとそう変わらない忙しい生活でしたので、海里《みり》にとっては満足のいく二人だけの生活ではなかったと思います。私の休みが平日で土日も仕事でしたから、小学校に上がった海里《みり》とゆっくり過ごすことはできなかったですね。ゆっくり話ができるのは、食事をするときくらいだったので、できるだけ二人でいる時間は大切にしました。

福田　やっぱり小さいころは、お父さんじゃなくてお母さんなんですよね。私もお母さんでした。だから、耀《よう》くんはとても寂しかったと思います。

中井　かわいそうでしたね。それまで本当に耀《よう》はベッタリだったんですよ、私に。だから、離れていたときのことを思いだしただけで、涙が出てきちゃいます。

福田　幼いころはお父さんじゃないんですよね。いまでは送り迎えとかしてもらって、お父さんに助けられてますけど。名刺作ってくれたり、いろいろ雑用をしてくれる。面倒くさいことは結構率先してやってくれるんです。でも、お母さんはそういうことはできないですよね、コンピュータをいじったりとか。

中井　うちも夫が雑用をやってくれます。私がパソコンが苦手なので、名刺を作ったりとか、チラシを作ったりとか、やっぱり福田さんのお父さんと同じようにやってくれていました。いまでもムコネットで活動するときは夫も海里《みり》も一緒に行ったりしています。最近は、ちょうど海里《みり》が反抗期なので、ちょっぴり悲しいときがありますけど（笑）。

■副作用との闘い

副作用のかゆみでかきむしって、顔は傷だらけ。それでテレビに出なきゃいけないのは、すごく嫌でした（福田）

鳥越　福田さんは、実名公表をして以降、具体的に大変だったことは何ですか？

福田　裁判中の2005年2月から二度目の治療を始めました。「ペグ・インターフェロン」[30]という注射を週に1回打つのと、「リバビリン」[31]という錠剤を毎日服用していました。これを、1年6カ月続けるという治療方法なんですけど、この治療法だとそれまで数%だったウイルス駆除率が、50%まで向上します。ただ、副作用がつらくて。髪が抜けて、唾液が出なくなるんです。体中がかゆくなるし、熱は出るし、夜中に頭がガンガン痛くなったり。ちょっと歩いただけでも動悸がします。疲れやすくなるので、いつもすごく眠い。裁判の傍聴や講演会で一日中外出していると、もう本当にきつくて。じっと座っていることさえつらいんです。さらに、躁鬱《そううつ》の症状も出ます。

副作用で何がいちばん嫌だったかといえば、かゆくて仕方なかったこと。いまは平気ですが、当時は福岡に移動するだけでも、乾燥してかゆくなる。飛行機とかバスに乗るだけで、かゆくて皮が剥《む》けてきて。ホテルに泊まっても、備え付けのシャンプーやリンスでかゆくなったり。ずっと家にいたいというのが本音でした。

鳥越　痛いより、かゆいほうがつらいよね。

福田　耐えられないですね。掻きむしって傷だらけになって、顔も汚くなる。それでテレビに出なきゃいけないのがすごく嫌でした。しかも実名を公表しているから、裁判に行くと支援の人たちから話しかけられます。それがつらかった。話したくないんですよ、人と。でもそうもいかないから、一生懸命笑顔を作って、顔をあまり見せないようにいつも帽子かぶったり、引っ掻き傷を隠すために首にスカーフを巻いたり、タートルネックを着たりしました。両腕も、注射の痕で真っ赤に腫れてました。

㉚ペグ・インターフェロン
それまでC型肝炎の治療薬として使用されていた「インターフェロン」よりも体内での持続時間を延長したもの。リバビリンと併用で、ウイルス駆除率が以前よりも高くなった。

㉛リバビリン
C型肝炎治療のための内服薬として使用されている。

鳥越　冬はいいけど、夏は大変ですよね。夏でも長袖を着ていたの？

福田　いいえ、〝注射の痕〟はさらけ出していました。〝がんばってる証拠〟だと思って。そんな姿で、本人尋問の準備や取材のためにしょっちゅう福岡に行っていました。

テレビ局や新聞の取材で、毎日、毎日同じ話をして。ときには1日の間で2回も3回も同じ話をすることもありました。本人尋問の聞き取りでも被害を毎日話さなければいけない。話をしなかったら忘れていたかもしれないことを毎日思い出させられるというのは、決しておもしろいことじゃないですからね。「昨日も肝炎、今日も肝炎、明日も肝炎、あさっても肝炎、毎日肝炎の話をせんばいかん」って文句言ってました。でも、取材してもらうのはありがたいことなので断れない。毎日話をして、家に帰ってからはずっと寝てました。治療中は立っているのもつらい状態でしたが、かといって実名公表をしている人が数人しかいなかったので、代わってと言える人もいませんでしたし。

中井　福田さんに比べると、私なんて全然がんばりが足りないですよね。でも、耀《よう》のことで言えば、患者である耀《よう》に何時間も募金活動や支援活動に参加させることは、曲がってしまっている腰の骨やひざなど、決して健常とは言えない体のことを考えるとつらいだろうし、やはり体力的にも無理をさせています。それにまだ小学生ですから、お友達と遊んで

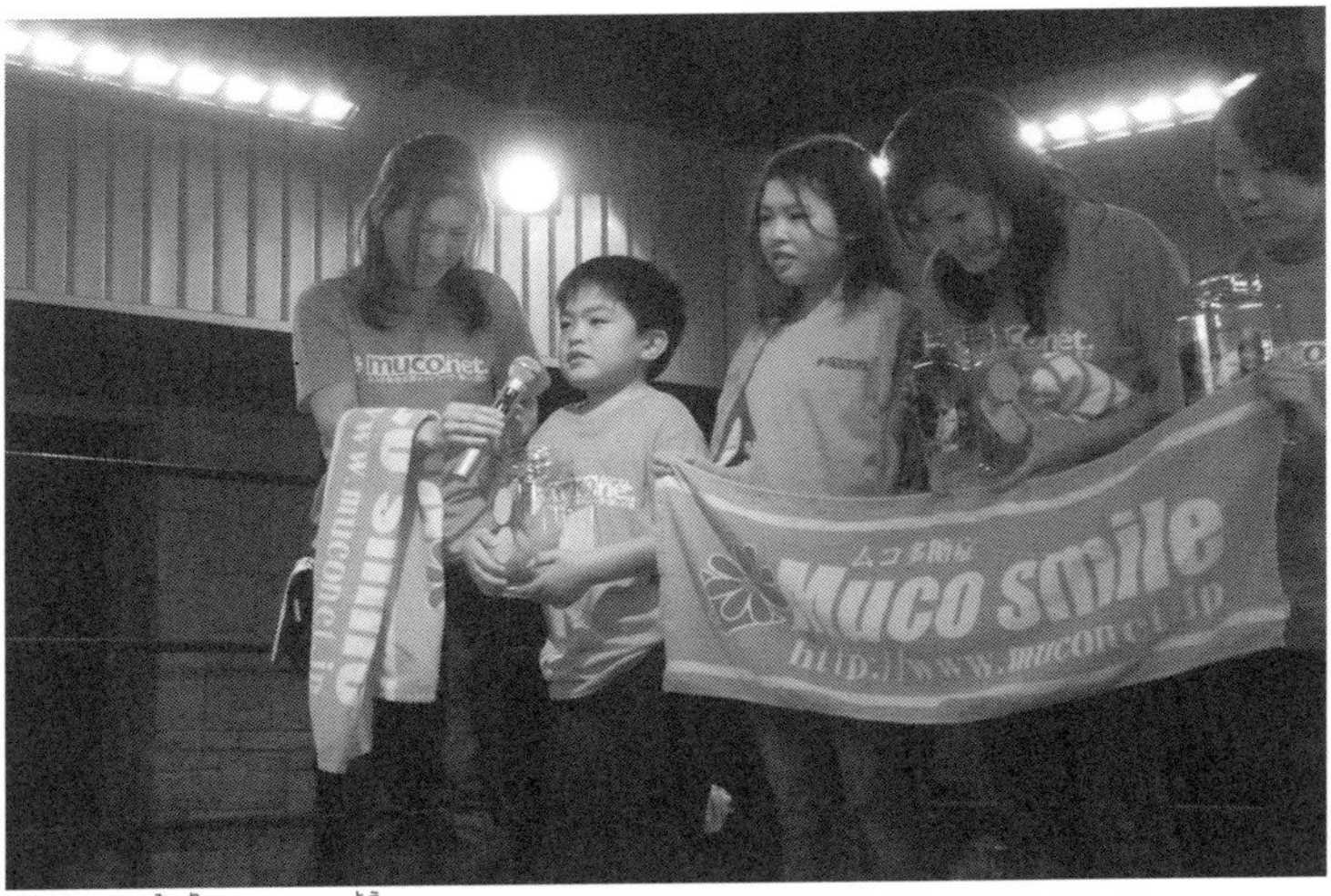

現在も、海里《みり》ちゃん、耀《よう》くんとともに積極的に支援活動を行っている

いるほうがずっと楽しいでしょう。それでも一緒に来て、がんばってくれている姿を見ると、わが子ながら健気だと思います。患者ではありませんが、長女の海里《みり》も同じです。反抗期で何だかんだと言っても、いままでは海里《みり》は私のいちばんの理解者となってくれています。

■実名公表で知った痛み

誹謗中傷に耳を傾けて、活動をやめてしまうのかって自分で自分に問いかけていました（福田）

子供たちの母になったつもりでやっているのですが、

つらいこともあります（中井）

鳥越　福田さんは治療をしながら、中井さんも子供の病気に向き合いながらという、大変な状況を抱えながら活動を続けていった。そうしたお二人に対して、支援してくれる人もいれば、なかには心ない言葉をぶつける人もいたのではないですか？

福田　私は２００６年からブログ[32]を書いているのですが、テレビや新聞で取り上げられるようになればなるほど、コメント欄に批判や悪意に満ちた書き込みが目立つようになりました。

鳥越　そうした言葉を目にして、どう思いましたか？

福田　最初はかなりへこみました。落ち込んだところから、「誹謗中傷に惑わされて、この闘いをやめるわけにはいけん」と気持ちを切り替えるのは結構大変でした。

---

[32] ブログ
「Piquer～Ennrico's room」 http://blog.livedoor.jp/ennriko555/

多くの人が救済されるために闘っているつもりだけど、嫌な書き込みをするのも同じ人間。その葛藤が常にありました。でも、自分で自分に「どうするんだ」と問いかけて、「がんばれ」って言うしかなかった。誹謗中傷に耳を傾けて、活動をやめてしまうのかって。

鳥越 いままでいちばん落ち込んだ書き込みというのは具体的にどんな内容でしたか？

福田 肝炎患者を装って書いてる人がいて。よくよく読むと絶対肝炎患者じゃないってことがわかる。肝炎患者がこんなこと言うわけないやんっていうような書き込みなんです。けれど、初めてそれを見たときはすごくショックだったんですよ。

肝炎患者のためになると思って活動していたのが、そんなふうに肝炎患者の人に非難されると、「じゃあなんのためにやってたんだろう？」って。でも、それも作戦ですよね。肝炎患者から言われたら、私がいちばん傷つくだろうと。そうしたら、別の人から「肝炎患者を装う者へ」といった、私を援護するコメントが書き込まれていて。またその書き込みに、自称肝炎患者が反論する。そのやりとりをずっと見てたら、「ああ、この人、絶対肝炎患者じゃないわ」と思って。「肝炎患者はこんな発想しない」と、ようやく気づいたんです。やっぱり相手も、いちばん傷つくことをわかっていて書いてくるんですよね。

鳥越 これは、インターネットの世界では当たり前になっていますが、匿名でしかモノが

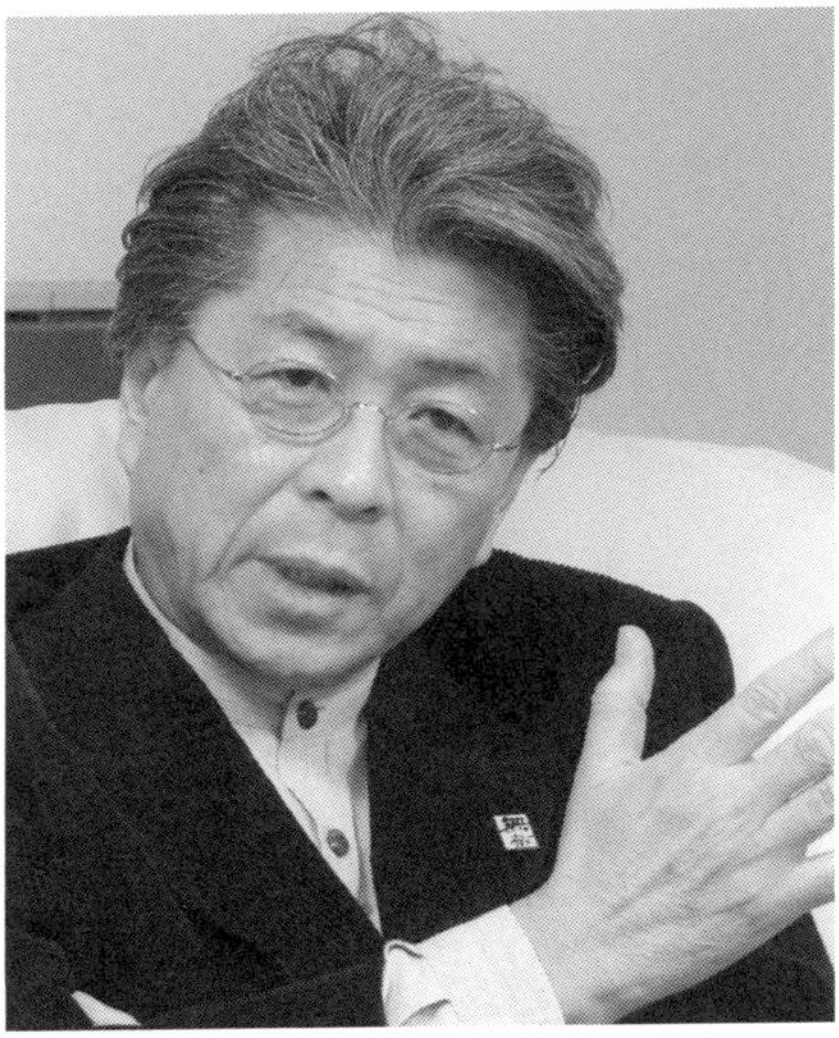

言えない人間は卑怯者、人間のクズです。そういう連中の悪質な攻撃に心惑わせないことが大事だと思いますね。

福田　何もしない人ほど批判しますよね、しかも匿名で。私のブログのコメント欄をメッセージ欄に変えた途端、1日70件くらいあった書き込みのうち、批判的なものが一気になくなりましたから。自分のアドレスがわかるようになるというそれだけのことで、モノが言えなくなるんです。自分の言っていることが正しいと思うなら正々堂々と言えばいい。何も言えなくなるということは、自信があって言っていたわけじゃないんですよね。

中井　衣里ちゃんに対するネット上の書き込みを目にしたんですけど、その酷さにびっくりしました。私なんか、まだまだちょろいなと。離れていますけど味方ですよ、私。

福田　いまでも気にならないわけじゃないです。無視しようと思ってもなかなか難しいですね。だからといって誰かに言えるわけじゃないし、言っても本人しかわからないでしょうから。

鳥越　一人で抱え込んでいたんですね。

福田　はい……。友達とか家族にも弱音は吐けなかったですね。原告の仲間や弁護士はいましたが、みんなには家族がある。自分で築いた家族がね。私には両親がいるけど、心配

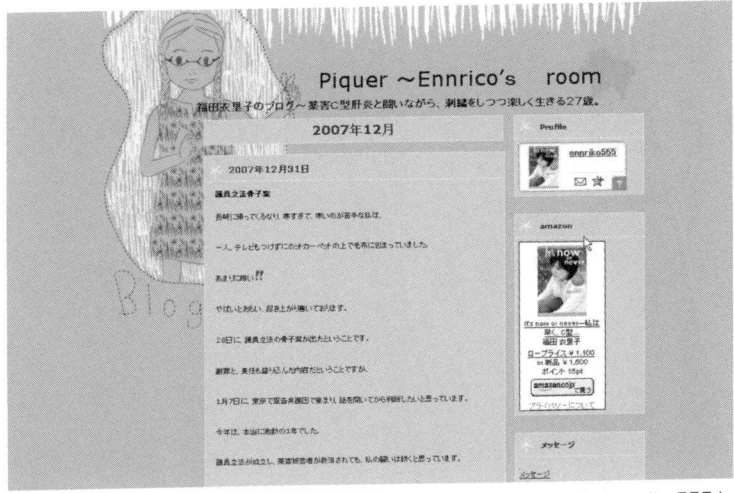

2006年より始めた福田衣里子さんのブログ　http://blog.livedoor.jp/ennriko555/

させてしまうから言いたくても言えない。そのとき心の底から「自分で築いた家族があるのっていいな」と思いました。自分には弱音を吐ける人が誰もいないことに気づいて、ものすごく孤独でした。だから、家にいるより東京に行って、みんなと一緒に行動しているほうが楽でした。

鳥越　実名を公表している人で、福田さん以外の人は、それほど誹謗中傷を受けていなかったんですか？

福田　若いから言いやすいのか、ブログという場があるからでしょうけど、山口さんや出田さんより私に対する誹謗中傷は多かったと思います。だから、二人に話しても「そんな気にせんでよかと」って言われて。「そうですよねー」って返すしかない。「もっと強くならんといかん」と思ったり、「強くなるっていうのは、鈍感になるっていうことかもしれんしな」とか、いろいろ考えました。

鳥越　中井さんはどうですか？

中井　ムコ多糖症は、タイプによって症状にものすごくバラつきがあって、耀《よう》は患者のなかでも恵まれているほうです。普通学校の普通学級に通って、普通に勉強できていますから。そうはいっても、「中井さんのところは元気だからもういいやん」って言われたりしたときは、なんとも言えないつらさがありました。

福田　肝炎もバラつきがあります。キャリアだったり、慢性肝炎だったり、症状が重くなってくると肝硬変や肝ガンだったり。原告のなかにはベッドで寝ていることしかできない人もいれば、訴えたくても訴えられないまま亡くなった方もたくさんいる。亡くなった人は何も言えないですよね。そうした人の無念の思いを代弁しなきゃいけないという思いが強いんです。

だから、私とか山口さんとか、動ける人がやらないといけないなって。ベッドの上でも応援してくれてる人がいるはずだから、ネットとかでいろいろ言ってくる人に惑わされず、そういう人たちのことを見ようと思ったんですよ。

中井　福田さんとまったく同じ気持ちです。亡くなってしまった子供たちは、何も言うことができません。そのうえムコ多糖症は小児難病ですから、子供たちだけで訴えていくことも難しい。だから、みんなのお母さんになったつもりで代弁してきました。それだけに、私が活動していることに対して、「もういいやん」って言われたりするのは、つらいですよね。

福田　その気持ち、わかります。私たちは「約350万人いるとされるウイルス性肝炎患者全体の救済」と言っていますが、結局補償される人は限られてしまうんですね。現段階では、薬害だと証明できる人しか補償されません。だから、補償から外れた肝炎患者の矛先が、実名を公表している人に向いてくる。弁護団にかけても電話が殺到しているのでつながらないし、訴える場所がないので。気持ちはとてもわかるんですが、私にはどうすることもできないことも多くて、はがゆく思いました。

中井　私は、活動を批判されたことがショックで一日中しゃべれなくなってしまったことがありました。会社に行っても、全然仕事にならない。しゃべろうと思ったら涙が溢れ出てくるような状態でした。

福田　私も、去年の12月ごろは10秒で泣けてましたね。ちょっと気が緩んだら「やばい、泣く」って。でも、そうした感情もやっぱり自分のなかで受け止めてしまう。だから、肉体的にもきつい時期だとダメージが余計に大きい。一つや二つだったら、気にしないで「ふんっ」と思えたかもしれないけれど、家では相当泣いていましたよ。恥ずかしいから、親の前では泣かなかったですけど。

鳥越　去年の12月といえば、ちょうど国が出してきた和解案を原告側が拒否して決裂したころですね。

福田　はい。報道陣でさえ、「いくらもらえば納得するわけ？」というようなことを言っていたと聞かされたりして。私たちはお金が欲しいわけじゃなくて、国と製薬会社が責任を認め、原告団だけじゃなくて、薬害肝炎患者全体を救済することを求めていたのに。だから、あの当時は精神的に本当にきつかったです。

■訴える義務

怖いけれど、引っ込んでいては何も変わらない（中井）
被害者は訴える権利があると同時に義務もある（福田）

鳥越　応援してくれる人がいる一方で、心ないことを言う人もいる。お二人とも実名を公表して活動していくなかで、人間の良い面も悪い面も見ることになったんですね。

福田　そうですね。だけど、最初はそこまで深く考えていませんでした。

中井　私の場合、「そんなに表だって行動していると、厚生労働省から目の敵にされるんじゃないか」なんて冗談めかして心配してくださる方もいました。でも、私のような者に訴える場を作っていただくこと自体、すごくうれしいことだと感謝しています。だからもっと行動しなきゃいけないと思いつつも、やっぱり怖くなるときがあります。でも、怖がって引っ込んでいては、何も変わらない。だから、引っ込みません。湘南乃風の若旦那さんも、小松亮太さんやほかの応援してくださる方々も、私なんかよりよっぽどひどいバッシングを受けているそうです。「売名行為だ」「あんたは偽善者」とか……。だから、負けちゃダメですよね、私。

福田　被害者が被害を語るというのはつらい作業です。でも、被害者が言わないと、説得力がないこともある。もちろん自分は言いたくないから言わないという選択肢もあるかもしれない。でも言わないといけないことも、知ってもらわないといけないこともある。被害者は訴える権利があると同時に、義務もあると思うようになりました。

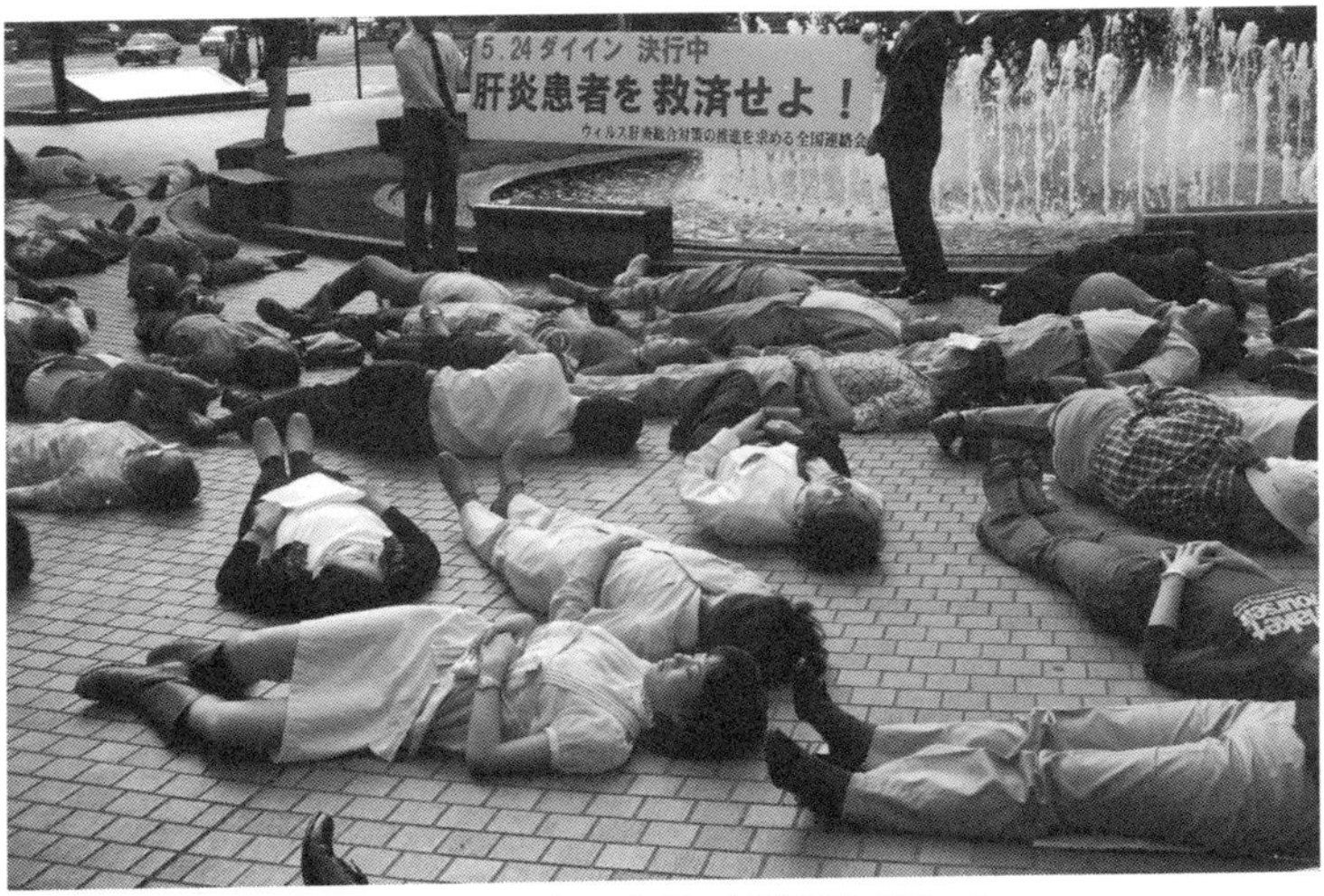

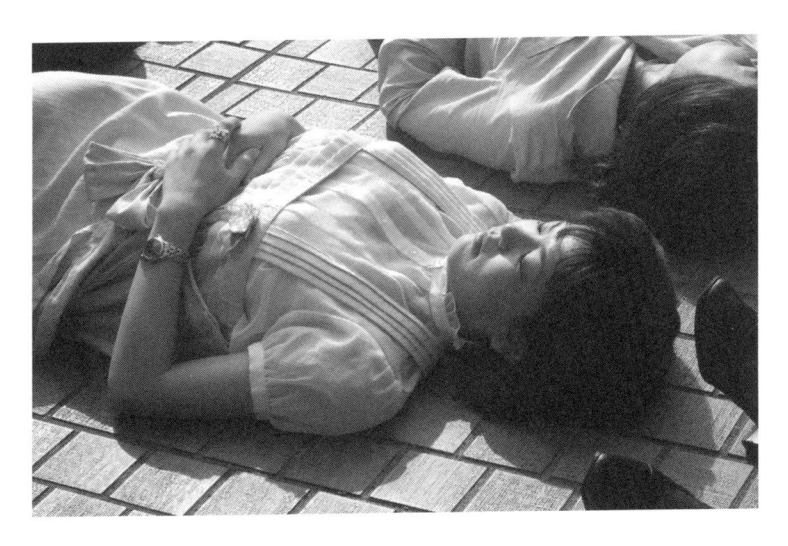

2007年5月24日。「DIE-IN」と呼ばれる無言の抗議行動を行った

■世論を味方につけて

責任があろうとなかろうと、国民の命を守らなきゃいけないはずなのに……（福田）

鳥越　そうした誹謗中傷を受けながらも活動を続け、中井さんはムコ多糖症Ⅱ型の治療薬の承認、福田さんは「全員一律救済」という成果を勝ち取ったわけですよね。

福田　どこかで理解してくれる境目はあると思うんですよね。誹謗中傷が現れて、賛成する人も反対する人もいろいろな意見が出てくると、逆に解決に向かう方向に動きだしたんだと思っていました。

中井　それだけいろいろな人が関心を持つようになったということなのかな。とはいえそんなふうに考えられるなんて、簡単なことじゃないよね。

鳥越　薬害肝炎訴訟もムコ多糖症の治療薬の承認も、舛添さんという、たまたま前向きに一生懸命がんばる人が厚生労働大臣になった時期に解決しましたよね。でも、両方とも国

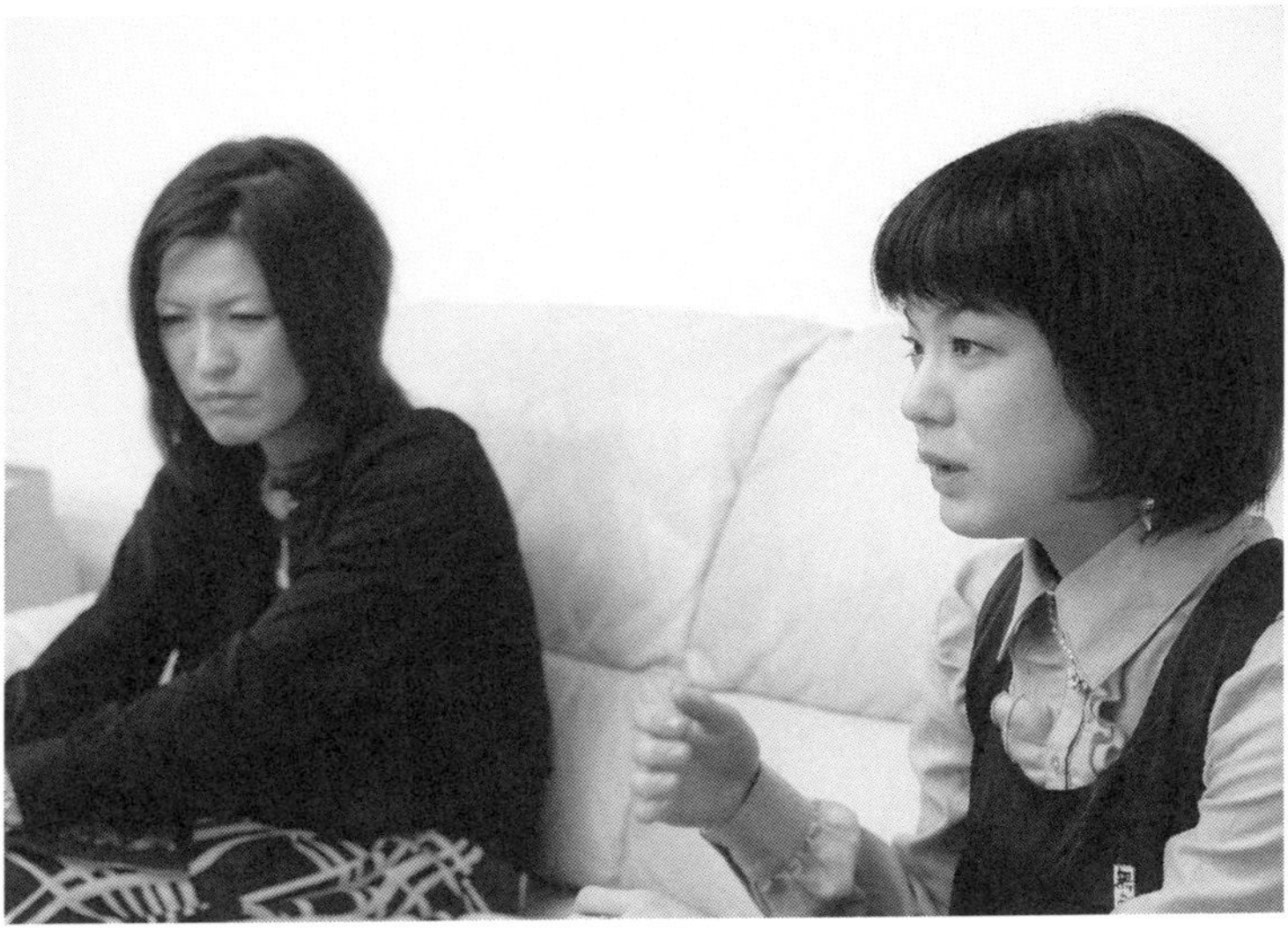

を動かしたのは一人の政治家だけの力じゃない。やっぱりお二人ともそれぞれ活動をなさって、その活動によって世論が動いたからだと思います。世論の後押しがあってこそですよね。

福田　そうですね。原告だけでは絶対に変わらなかったと思います。みんなで追い詰めなきゃ動いてくれないのはどうなんだろう、って疑問はやっぱり残りますけどね。国民の命を守るのに、本当は「責任がどうのこうの」という話でもないと思うんです。責任があろうとなかろうと、国民の命を守らなきゃいけないはずなのに、逆方向に走っている気がします。

鳥越　人の命がかかっていることだから、解決までに時間をかけること自体が罪ですよね。

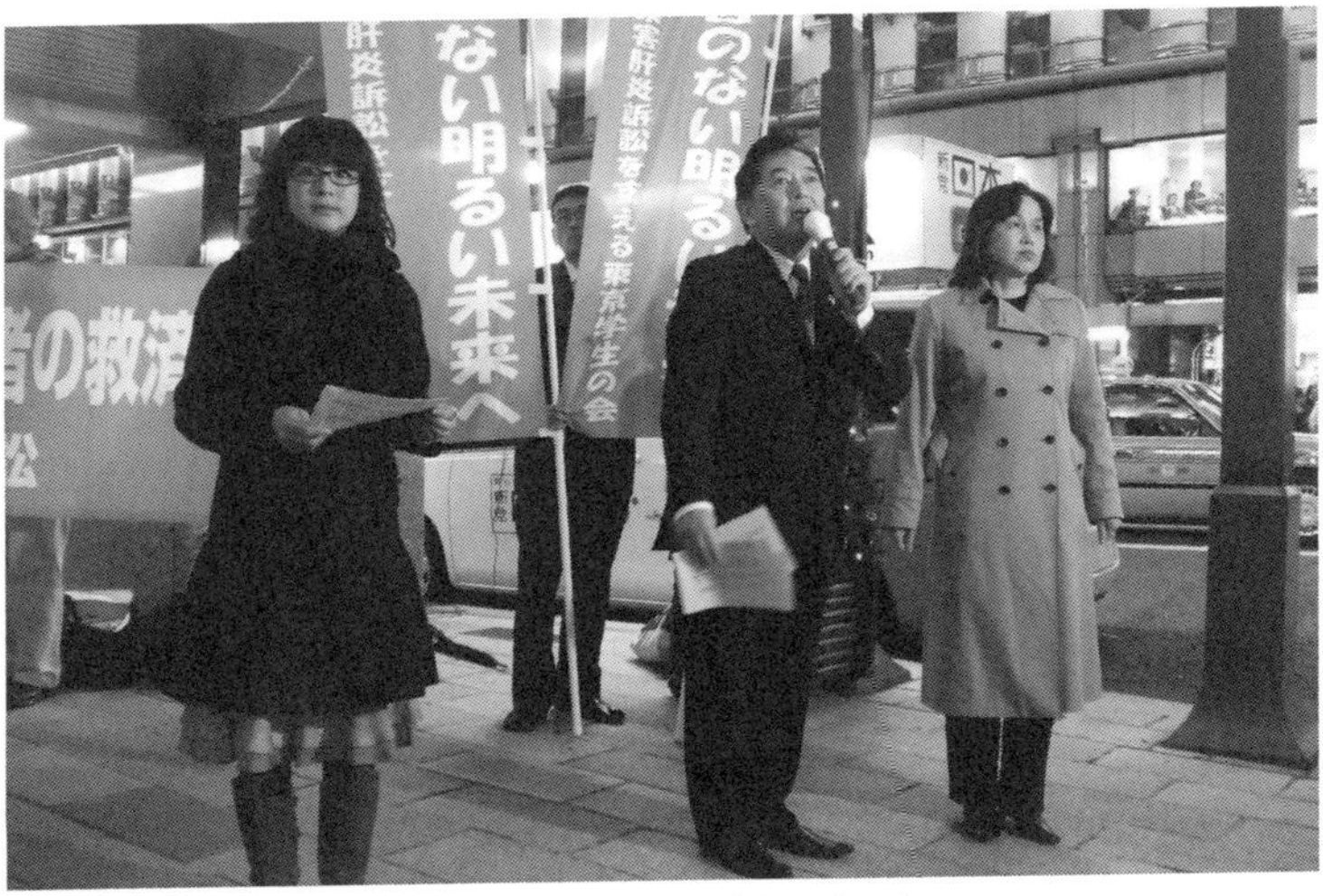

日を追うごとに、多くの人が耳を傾けてくれるようになった

鳥越　それにしても、「やる」と言ってはやらないの繰り返しだったのが、世論の高まりで一変しましたよね。

福田　最初のころはC型肝炎なんて知らない人がほとんどでしたし、ビラなどを配っても誰も受け取ってくれない、裁判を傍聴に来る人もあまりいない、集会しても人が集まらないという状態でした。それでもやっぱり「知ってもらわないといけない」っていう思いが強かったので、原告が講演して回ったり、取材してくれるところを探したりという活動をずっとやってきて……、ほんと、つい最近です。バーッと報道してもらえるようになったのは、ほんの何カ月か前。それで、世間が一気に注目をしてくれました。

そのころから、世論が日に日に高まっているのを感じましたね。当時、毎日のように街宣していたんです。そうしたら日に日に声をかけてくれる人や署名に並ぶ人が増えていって、「あなたたちは絶対的に正しい。だから、絶対に負けたらダメよ」って言ってくれたりとか。銀座でクラブのママみたいな人が走ってきて署名してくれたり、小学生とか中学生の子供たちが、「がんばってください」って署名してくれたり、男女・年齢を問わず、職業も問わず、本当にいろんな人たちが声をかけて署名してくれました。

鳥越　首相官邸までもがなんとかしないといけない、放っておいたら内閣の支持率が下が

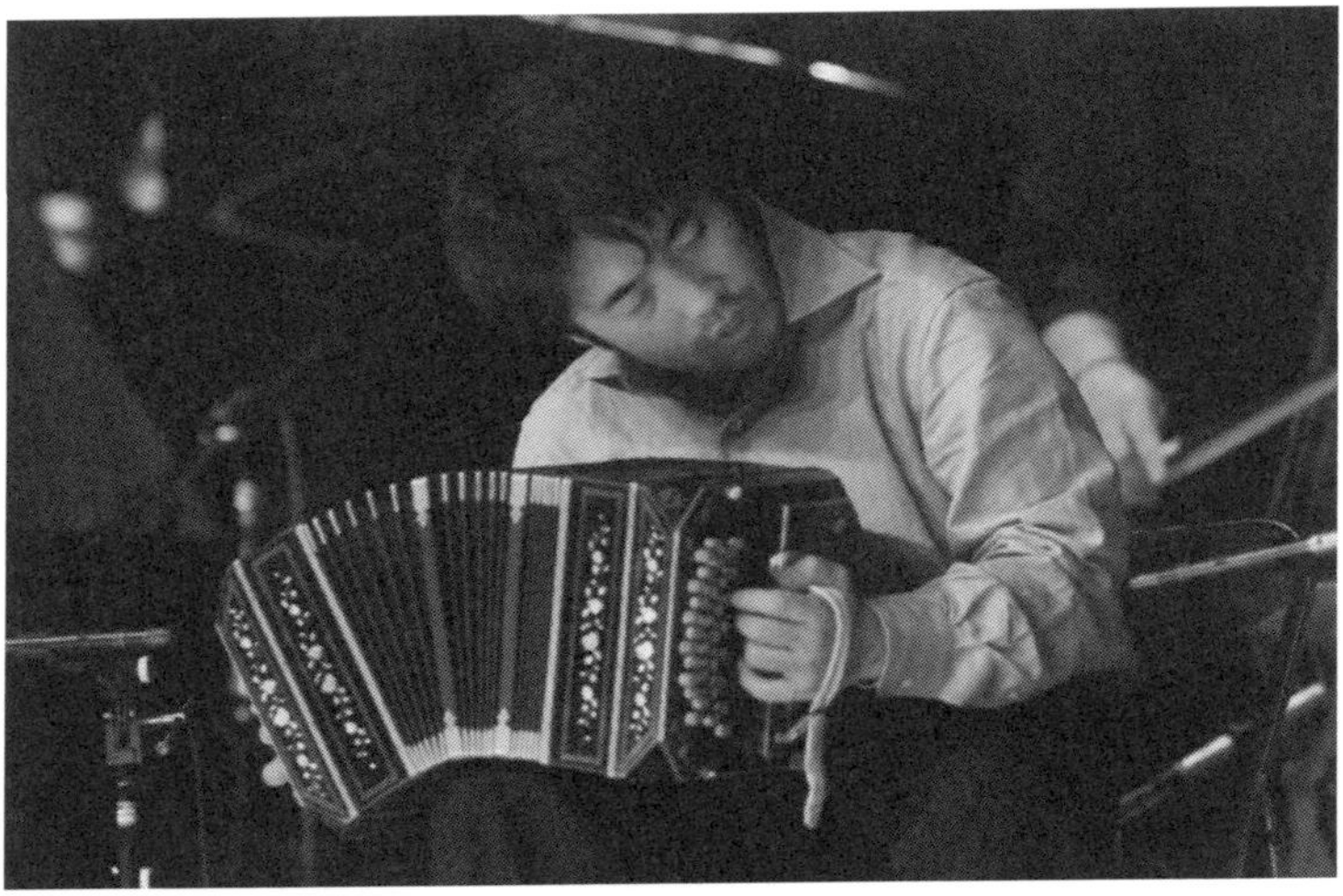

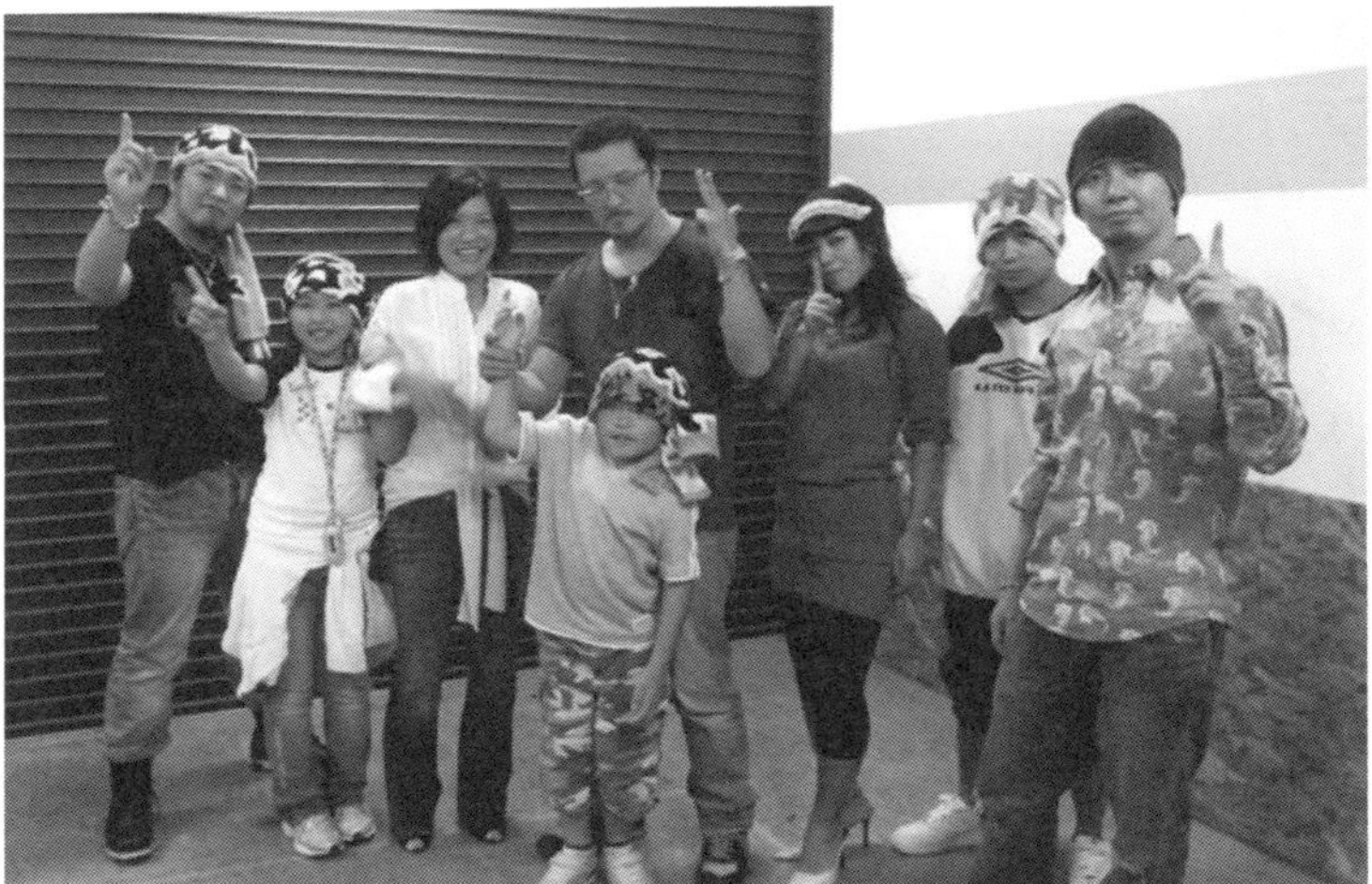

小松亮太さん（写真上）、湘南乃風、MINMIさん（写真下）。これまでにさまざまな支援活動を行ってきた

るという話にまでなりましたよね。

福田　そうですね。やっぱり知れば「おかしい」と思う人が大半なんですよね。そうした声が集まれば、国民は国を動かせるんだなって思いました。

いままでは政治というのは政治家が勝手にやってるというか、遠いところでやってるようなイメージだったんですね。だけど、国民が国や総理大臣を動かせるんだっていうのを実感したんです。だから、やっぱり薬害に関してだけでなく、「声をあげる」ことは必要だし、その政治家を一人一人選ぶのも大事なことなんだって。当然のことですが、そのことを肌で感じました。

中井　本当に、一人だけの力じゃないですよね。数ある難病のなかで、しかも稀少難病のなかで、ムコ多糖症は日本テレビの方や多くの方々に興味を持っていただいて、ある意味恵まれていると思います。

普通はテレビって1回放送したきりで終わっちゃうじゃないですか。それを同じテレビ局で、いろいろな番組で何回も取り上げていただいて。こんなに何回も放送されている難病はないと思うんですよ。ムコ多糖症なんて誰も知らなかった病気が、これだけ世間に知れ渡ったのはテレビのおかげですし、湘南乃風のみなさんや、若旦那さんのおかげですし、

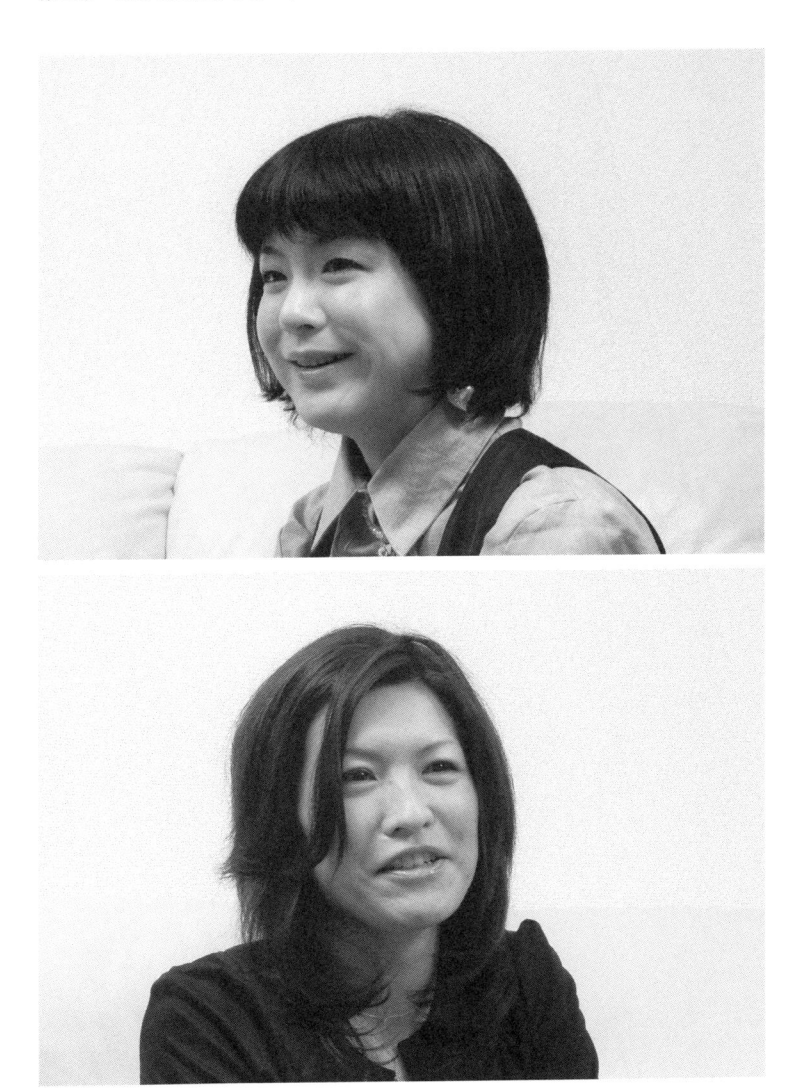

小松亮太さんのおかげですし、そういうすばらしい方々に出会えたことを本当に感謝しています。応援してくださるみなさんの力がどんどん波及していって、いまに至っていることを実感しています。

■意思表示の大切さ

直接会って話せばわかってもらえると思っていました（福田）

たとえ確約がもらえなくても、意思表示をすることが大切（中井）

鳥越　お二人ともメディアに訴えかけを続ける一方で、議員会館に足を運んだり、街頭で活動をしたり、直接人と会うことも大切にされていましたよね。

福田　直接会って話せばわかってもらえると思っていました。だから、私たちがずっと大臣面談を求めてきたのもそういう意味だったんですよね。原告・被告の対立関係にあって、会ってくれなかったり、なかなか前に進まなかったときも、話を聞いてもらえれば、わかってもらえるという気持ちはありました。そう思っていたから、大臣面談というのを最初からずっと求めていたんですけど、絶対に会ってくれなかったですね。厚生労働省に行って官僚の人に面会の要請書を渡しても、「必ず伝えます」って言うには言うんですが、そのあとの記者会見とかで大臣が「聞いていない」と言ったり。「聞いていないじゃないだろう」って思って、「伝えていないじゃないですか」「何も仕事していないじゃないですか」とあとから怒りに行ったんです。

一部の官僚たちも会ったらやっぱり情も湧くし、自分たちがついている嘘がバレるとでも思ったのか。だから、最後の最後まで「会わせない」と言っていたらしいです。「直接会って話せばわかってもらえる」――それは、何に対してもそうですけどね。

中井　私も衣里ちゃんと同じ気持ちでした。2005年の7月に初めて、厚生労働省に一人で出かけていきました。ムコ多糖症Ⅰ型の治療薬「アウドラザイム」の承認の遅れについて直接話を聞きに行ったんです。そのときは何か約束できたわけではなかったのですが、やっぱりそれも一つの意思表示でしたし。翌年には、ムコ多糖症の患者の姿を見てもらおうと子供たちを連れて、赤松厚生労働副大臣（当時）に会いに行きました。そのときも確約をいただいたわけではなかったのですが、やっぱり実際に子供たちに会ってもらって話をしたことは大事なことだったと思いますね。

■メディアの役割

当事者がメディアの人間の首根っこを捕まえてでも、「わかってよ！」と訴える熱意がないといけない（鳥越）

鳥越　地道な活動を続けていく一方で、国民全体に訴えるチャンス——新聞やテレビ、ラジオといったチャンネルがやっぱり必要なんですね。中井さんは、運よく日本テレビとの出会いがあった。福田さんの場合も連日のようにテレビに出ていたので、メディアの役割は大きかったということですよね。

福田　ものすごく大きかったと思います。私たちは病気と闘いながら、いろいろなところで10人20人の単位で集まってもらって話を聞いてもらうという活動を続けてきたんです。5年間それを続けてきた結果、最終局面でメディアに大きく取り上げてもらうことができて、支援が一気に広がりました。

鳥越　最初は全然反応がなかったのにね。

福田　そうですね。山口さんは福岡で、出田さんが熊本、私が長崎なんで、地元の九州ではときどき取り上げてくれてはいたんですが。

中井　私もいちばんはじめに関西テレビで取り上げてもらって、いまは日本テレビに続けて取材をしていただけて、本当によかったと思っています。

鳥越　地域だけで取り上げられても状況は変わらないものですね。

福田　そうですね。そうはいっても、全国放送で取り上げてもらえるのが当たり前というわけじゃないですからね。たくさんの問題が山積みされている世の中で、「C型肝炎を取り上げてください」と訴えたところで、なかなか難しいこともわかっていました。それでもやっぱり、中央まで話を持っていきたいという思いはありました。たくさんの人に知ってもらわないといけない。最初のうちは、東京で実名公表をしている人はいませんでした。だから、議会に傍聴に行ったり、議員さんの部屋を回ったり、なるべく取り上げてもらうように行動しました。

鳥越　患者さんたちのアクションがないと、報道する側も取り上げにくいという状況がありますからね。でも、毎日のようにアクションを起こしていかなきゃいけないのは、大変な作業ですよね。それは覚悟していましたか？

福田　きつかったですけど、ほかに誰がやるんだっていう使命感だけで動いていましたね。23歳のときからずっと活動してきて、もう27歳。いつ終わるかわからない。仕事や結婚とか将来のことを考えると不安になるけど、でもなんとかなるだろうと。結婚もしていないし、子供もいないから、「食べてけんかったら山にこもればいいや」とか「一人やったらどうにでもなる」って思いもありました。

鳥越　逆に、お二人の経験から、メディアに対する要望などはありますか？

福田　全国放送は日本中に伝えてくれるから、影響力がすごく大きい。その大きな力を使って、知らされていない事実を伝えてほしいって思います。政官業の癒着をぶち壊せるのは、マスコミだと思っています。だからマスコミにいちばん求めたいのは、知らされてい

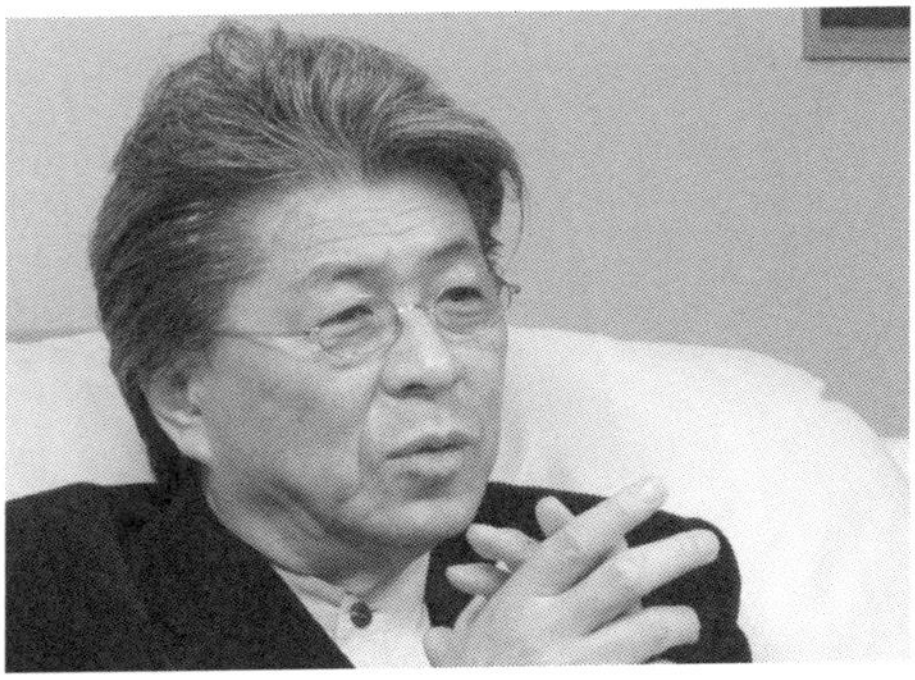

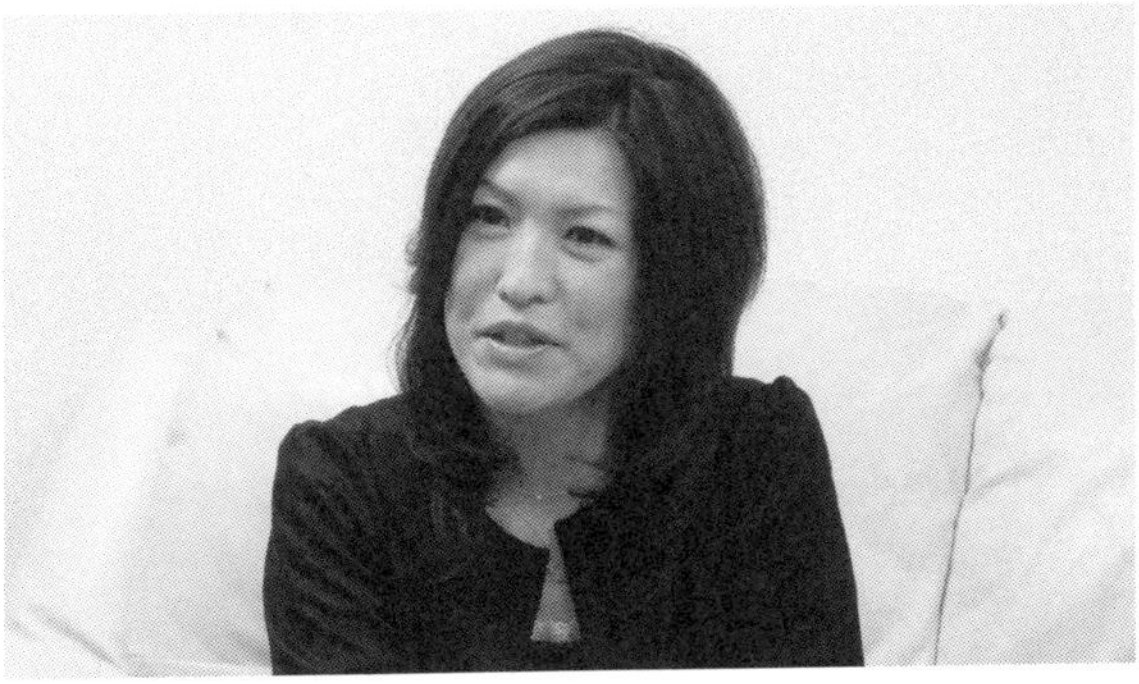

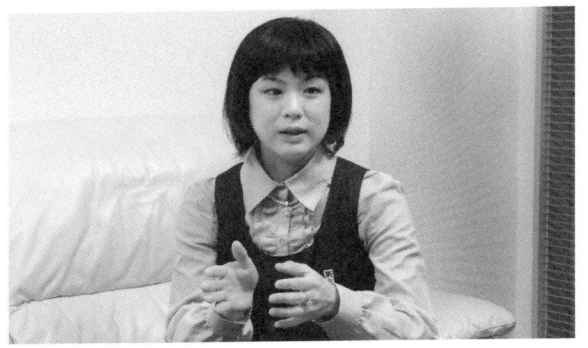

ない真実を伝えてくれることです。

中井　私も、国民が見えてない真実をメディアには伝え続けてもらいたいと思っています。そして、できることなら1回限りではなく、その問題に関わり続けて何度でも取り上げてほしいと思います。一度だけでは伝わらないことがあるはずですから。

福田　それから、マスコミは一部だけを報道するので、誤解してる人も多いですよね。それは、仕方ないところもあるんでしょうけどね。記者会見とかでもあれだけしゃべってるのに、どのニュースを見ても同じシーンを使っていたりね。インパクトがある部分を使うんでしょうけど、ちょっと偏りますよね。ドキュメントとかではかわいそうっていうだけの報道にはしないでくれって言ってるんですけど。闘っているときは一側面であって、実際はいろいろな面もあるのに、元気そうで、かわいそうじゃなかったら一部の視聴者からガッカリされるようなところがある。それはマスコミに刷り込まれているのかなって。

私はいまウイルスは陰性になっていて元気でお酒も飲めるけど、一般の人のなかには、だまされたと思われている方がいるかもしれないですよね。楽しいこともたくさんしたいし、お酒も飲みたいから、早く治療したというのもあったんですけど。九州人だし(笑)。それは私だけじゃなくて、ニュースで報道される当事者・被害者はみんな感じているんじゃないかなと。

だから、やっぱりそうじゃない一面もきちんと報道してほしいと思います。「初めて見せた笑顔」みたいに書かれたこともありますけど、それまでだって別に普通に笑ってるし、泣いてるところしか映してなかっただけじゃないかって、思ったりしますよね。

中井　うちの場合は、「難病」と聞くと、どうしても寝たきりだったりするお子さんを想像してしまいますよね。耀《よう》は見た目では難病だとわかりづらいですから、元気にしている姿を見て違和感を感じられた方はいらっしゃいました。それも、ある意味で偏っていますよね。見た目は元気かもしれませんが、骨の変形や頸椎《けいつい》の圧迫などの症状は進行してしまっていますから。ただ、説明したらみなさんわかってくれますし、一生懸命取材してくださいますけどね。

鳥越　メディアの側にはもちろんいろいろな人がいて、いろいろな思いがあって、必ずしも全部が全部反応するわけではない。でも、一人でも反応する人がいればいい。一人がメディアのなかで動きだせば、明日は二人になったり三人になったり、一局が二局、三局になったりする。その原動力になるのは、やっぱりご本人の熱意なんです。中井さんや福田さんの情熱がメディアを動かしたんでしょう。

メディア側にもこうした問題がどこにあるかを探しだす熱意が必要なんだけど、最終的に力を持つのは、いちばん被害に遭っている、もしくは被害に遭っている子供さんを持っている当事者。本人にしかわからない気持ちや苦しみ、訴えたい気持ちは、メディアの人間がいくら想像力を豊かにしても、本人にはなれないのでわからない。それをわからせるには、当事者がメディアの人間の首根っこを捕まえてでも、「わかってよ！」と伝える熱意がないといけない。動きだすとあとは相互作用で広がっていくものなんだと思います。

第三章　知るということ

■病気を知り、受け入れること

最初は治療したくてもできなかったから、「知らなきゃよかった」と思いました（福田）

生まれてすぐに病気が分かっていたとしたら、もっと早くから行動が起こせたかもしれません（中井）

鳥越　ある日突然、福田さんはご自分がC型肝炎だと判明し、中井さんも耀《よう》くんが難病だと診断された。まずはその事実を受け入れるのが苦痛だったのではないかと思うのですが。

福田　C型肝炎だけじゃなくて、どんな病気でもそうだと思うんですけど、やっぱり最初は受け入れがたい事実ですよね。いままでと同じように生きていくつもりだったのに、突然「病気」という壁にぶつかると、私の場合は最初、「知らなかったことにしよう」っていう変な状態でしたね。

鳥越　向き合うまでに、時間がかかりますよね。

福田　病気と向き合うまでには、やっぱりそれなりの時間がかかります。気にはなっても、闘う勇気まではなかなか持てない。でも、向き合わないと一生ついてまわる。いつかは闘わなきゃいけない。遅かれ早かれ闘わなくちゃいけないって頭の片隅ではわかっているけど、あまり考えたくない。ちゃんと向き合うには覚悟がいるからです。

ただ、その先の人生を考えると、病気を抱えていることは無視できない問題で、やっぱり向き合わないわけにはいかなくなるんですよね。時間をかけて自分のなかで消化して向き合う覚悟ができて、初めて「よし、治すしかない」って思えるんだと思うんですけど。

みんな、どの病気の人にしても同じ段階を踏んでいるんじゃないかな。自分のなかで消化するまでには時間がかかりました。

私は最初に肝炎の感染がわかったとき、治療しようとしてもできない状態でした。治療ができないなら、いま考えても仕方がない。グダグダ悩むだけだから、考えたくないって思いが強くて。考えたくないけれど、やっぱり気になってネットで毎日「C型肝炎」と検索してましたし、イライラしっぱなしの毎日でした。

鳥越　知る前と知った今日とでは体の状態はほとんど変わっていないのに、「あなたはこういう病気ですよ」とひとこと言われただけで、世界の見え方が変わってしまう。たとえば交通事故で怪我をして、動けない状態になったのなら受け入れるしかないわけですよね。でも、自分としては何にも変わってないのに、突然病気を告げられたところで受け入れがたいものがあります。しかも治療のしようがないという状況は、さらにつらいですよね。

福田 そうですね。治療しようと思ってもできないなら、「じゃあ知らなきゃよかった」って最初は思いました。慢性肝炎や肝硬変、肝ガンになってから知ったほうが、それまで何にも考えずに楽しく生きていけたかもしれない。

でも、知ってしまうと、何をするにもやっぱり躊躇《ちゅうちょ》してしまうし、何にも始められなくなってしまいました。だから知らなきゃよかったって。放っておいても40〜50代くらいまでは楽しく生きられただろうから、楽しく生きて死んだほうがマシだったって。でも、早く知ることができたからこそ、治療できたんだと気づいてからは「早期発見・早期治療が大事だ」と訴えていかないといけないと思うようになりました。

鳥越 中井さんは、耀《よう》くんが2歳になったときにムコ多糖症だと診断されましたが、生まれたときから病気のことを知っていたほうがよかったと思いますか?

中井 いま、全国でやっている赤ちゃんのための難病検査で、「新生児マススクリーニング」

（P157参照）というのがあるんですけど、ムコ多糖症はその検査には入っていないんですよね。欧米では、数十種類の病気を生まれたばかりのときに検査するんですが、日本ではまだ、たったの六種類の病気しか調べないんです。

私たちのことで言わせていただくと、もしも生まれてすぐに耀《よう》の病気がわかっていたとしたら、もっと早くからいろいろな行動が起こせたかもしれません。まして、いまは一部のタイプで治療薬が使えるようになったわけですから、もし、これからムコ多糖症を抱えて生まれてくる未来の赤ちゃんたちが、何年も診断がつかないまま放置されて、重い障害が出たあとで、「あなたのお子さんはムコ多糖症ですよ」って言われたとしたら……。親御さんは、きっと悔やんでも、悔やみきれないでしょう。治療と予防・診断がうまくかみあって、初めて患者は救われるのです。「早期発見・早期治療」は、これから絶対に欠かせないと思いますよね。

鳥越　中井さんのお話には、母としての強さがとても感じられますね。

中井　私は、わが子が治療法のない難病だったとしても、やはり告知してほしいです。母親は、その病気の治療に対して、自分ができる限りのことをしたいと思うんじゃないでしょうか。その病気について勉強したり、同じ病気の人を探したり、保育所のお母さんたちに話したり。お医者さんじゃないし、薬の開発もできませんけど、治療法の研究費を集めて寄付するような活動をすることはできる。もしかしたら、そうこうしている間に治療法が見つかるかもしれないと思うんです。たとえ、わが子に間に合わなくても、何か始めることで、あとで生まれてくる子供たちのためにもなるはずなので。

福田　でも、告知の問題は難しいですよね。手のほどこしようがない方に事実を告げたほうがいいのか、言わないほうがいいのか。何も知らないほうが楽だという人もいれば、限られた時間を知って、自分が生きている間に心残りのないようにいろんなことをやりたいと思っている人もいる。すごく難しいと思います。

鳥越　私は２００５年秋に大腸ガンの手術をし、その後、肺への転移もあったのですが、腸の内視鏡検査のとき、医師と一緒にモニター画面上でガンを目撃しましたので、私は告知を受けていません。自分で見て、納得しました。ガンの場合も自分の症状を知ったほうがすべてにおいて楽だし、闘いやすいと思います。私はショックはなかったんですが、中井さんは最初はやはり……。

中井　乗り越えるまでの苦しさっていうのが、すごく……。

福田　誰でもあると思います。ショックを受けずに「あっ、そう」って聞ける人は誰もいない。この先が見えないというのはやっぱり不安でもありますし、恐怖でもありますから。

私は20歳のときに感染を知ったので、死ぬことよりも、まずはこの先どうやって生きていけばいいんだろうという思いがありました。本来なら働いたり、結婚して子供を産んでという平凡な人生を送れたはずだったのに、このままだったらいままで当然と思ってきたことができないかもしれない。「こんなはずじゃなかった」という思いが強かったですね。

でも、泣いていても仕方ない、治療をしなきゃいけないっていうのもわかっている。おまけに治療にはすごく時間もかかるし、副作用もあって、お金もかかります。20代でまわりは元気だし、本当に楽しい時期じゃないですか。だから、いますぐ治療するかどうか迷いました。だけど、これから先の人生を考えると早く治療をしないといけない。こんな自分の葛藤は、親に話しても、友達に話しても、結局は自分じゃないから誰にも理解してもらえないだろうと思っていました。

鳥越　結局は一人で向き合うしかないことですからね。福田さんの心の葛藤の大変さは私もわかります。

福田　そうなんですよね。お母さんは結婚して子供も産んで人並みの人生を送れたけれど、私にはできないかもしれないわけです。仕事にだって就けないかもしれないと思うと、お母さんはいいよなって。お兄ちゃんも結婚して家族があっていいよなって。友達に言っても おもしろい話じゃないし、「言われても困るかな?」と思ってしまったり。もともとおもしろいことを言っているほうが好きなので、「C型肝炎やけんねー」「薬害やけん」と冗談めかして話すことはしても、真剣なトーンで悩みを話すなんてできなかったですね。献血の話題が出たりすると「私C型やけど」とか言って、ついついウケを狙ってしまう。友達にはまじめに話せない一方で、親には怒りをぶつけて。情緒不安定だったと思います。受け入れろと言われてもなかなか、ね。人に何か言われても、「本人じゃないけんわからんだろう」という思いがずっとありました。だから、すごく孤独でした。

鳥越 怒りをぶつけたとき、家族の反応はどうだったんですか?

福田 何も言い返せないですよね。「C型肝炎の人なんていっぱいおっとやけん」とよく言われたんですが、「いっぱいおるけんって何ね」って思うじゃないですか。「人を殺す人はいっぱいおるけん、人殺していいよっていうわけじゃないし、C型肝炎がいっぱいおればいいのか」って。慰めの言葉がいちいちカチンときて、結局「誰にもわからんとやろうな」って思ってました。

中井 でもお母さん、娘のためにどうしてやったらいいかと、何とかしてあげたいと思っていたでしょうね、きっと。

鳥越　そうしたつらい時間を過ごして、福田さんはどうやって気持ちを切り替えたのですか？

福田　治療を始めてから変わったんです。治療に至るまでの期間がすごい不安だったんで。治療すれば治る可能性もあるし、治すための努力ができる。でも治療もできない、ただ寝てるだけ、悪くなるのをただ見ているだけっていうのがいちばん嫌で。焦りがありました。だけど、1回目の治療を始めてからは、体力が落ちて気力もなくなったのか、あまり怒りを感じなくなって落ち着いてきました。歩くのも親よりも遅くてフラフラで、ちょっと歩いたらすぐ顔が真っ青になって、「大丈夫？　もう帰るね？」って心配されたりするほどでした。

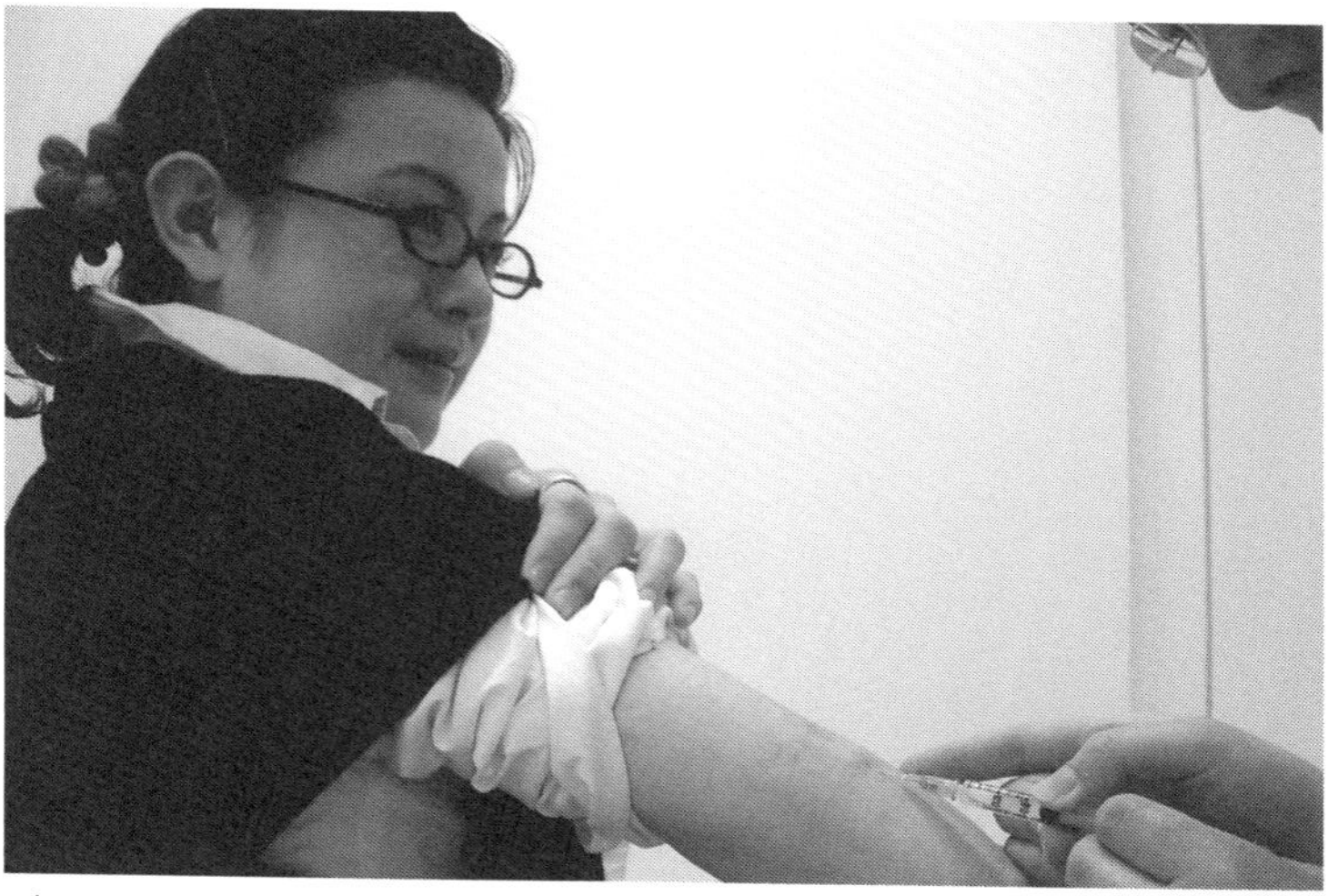

1年以上に及ぶ治療は、2006年5月25日に終了し、現在、ウイルスは陰性に

■病気と向き合う

ちゃんと自分の病気について理解してほしいから、正直に「治らない」と伝えています（中井）

鳥越　中井さんは耀《よう》くんから答えづらい質問をぶつけられたことはなかったんですか？

中井　「耀《よう》はどうしてムコ多糖症になったん？」って聞かれたことですね。

鳥越　なんて答えたんですか？

中井　ちっちゃいときから、よく「耀《よう》はどうしてママのおなかに来たん？」という話をしていて。「神様が耀《よう》に、あっち行けーって言って、ピューンって飛ばされて、いつの間にかママのところに来た」と言っていたんです。その話に乗せて、「耀《よう》はあわてんぼうやから、神様のところに忘れ物してきたんや」と答えました。あと「耀《よう》だったらそれを乗り越えられるから、神様がそうしたんやで」って。いちばん初めがその質問で、それ以降もときどき、思いだしたように、病気に関する質問をしてきます。

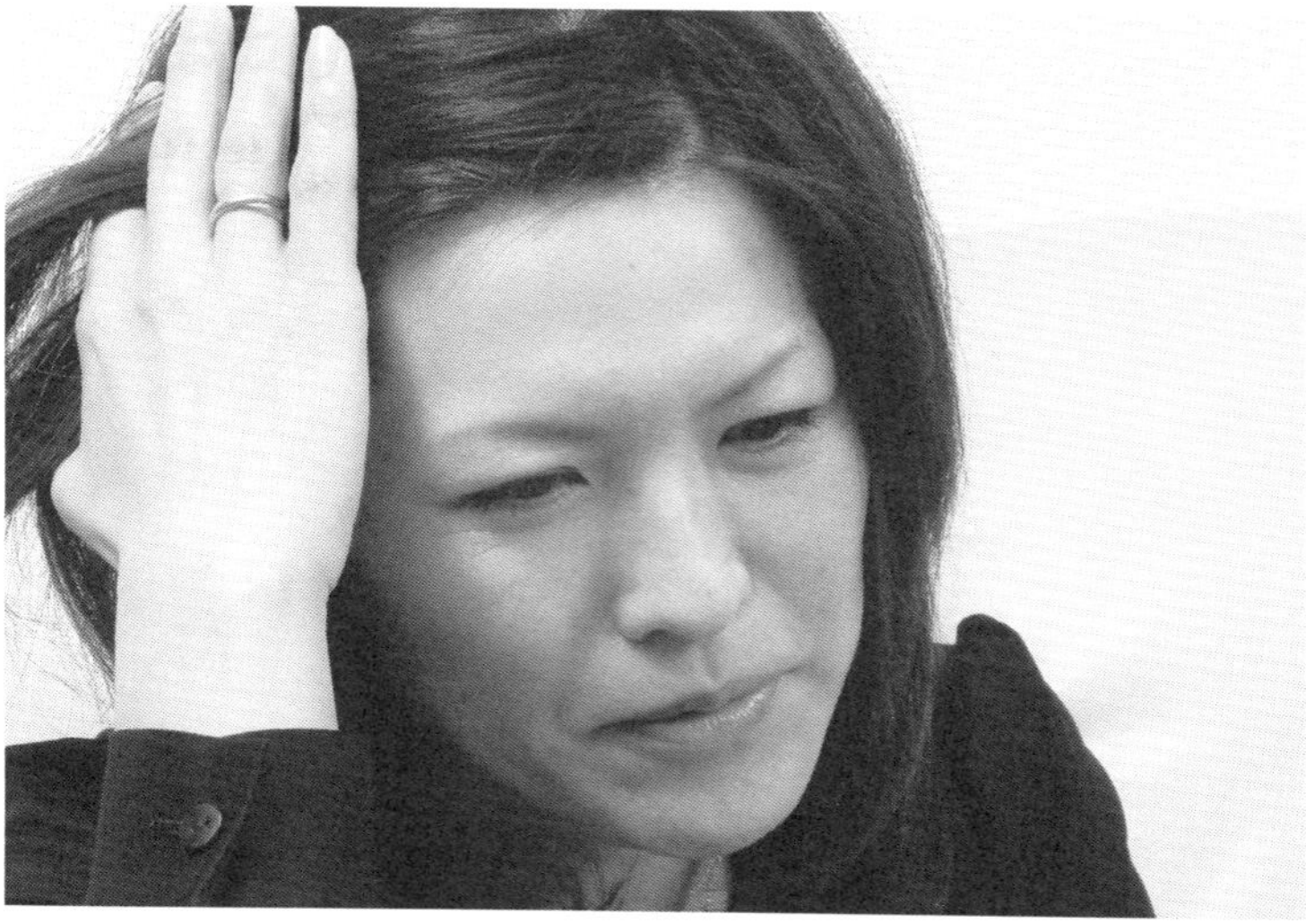

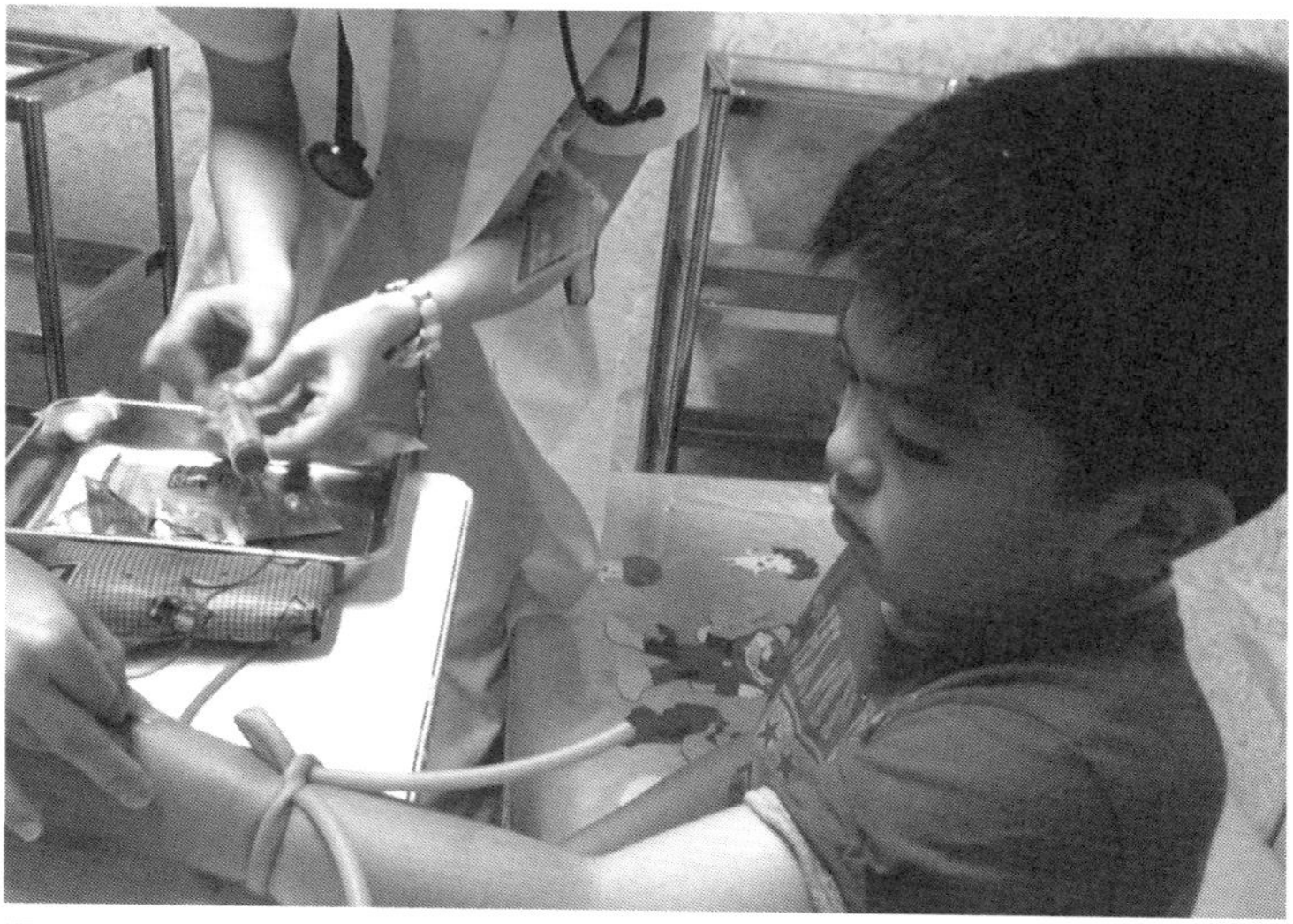

週に1回、治療薬の点滴に通っている

「耀《よう》の病気治らへんねんやろ」と言われたり。誰かが「耀《よう》は治るよ」と言ってしまっているみたいで、そのせいか「耀《よう》はいつ治るの?」と、最近は聞いてきたりするんです。私は「治らない」と言うのはかわいそうだと思いながら、「耀《よう》は治らない。点滴にずーっと通わなあかんねんよ」と正直に答えています。そうしたら、今度は「一生注射しなあかんねんやろ、耀《よう》は嫌や」って。それには「戸松俊治先生[33]たちが研究してくれているので、もしかしたらいつか飲み薬に変わったりするかもしれへんから、いまはがんばって注射に通おうね」と。耀《よう》にはきちんと病気のことを理解してほしいので、本当のことを話そうといつも思っています。

㉝戸松俊治先生
セントルイス大学の小児医療研究機関・教授。ムコ多糖症のための予防診断技術・「新生児マススクリーニング」の研究・開発を進めている。

■まずは知ってもらうことから

20代でも感染している人がいることを、訴えないといけないと思って（福田）

「なぜ募金箱を置いているのか」知ってもらわないといけない（中井）

鳥越　お二人の活動も、まずは病気について知ってもらうことから始まりましたよね。

福田　そうです。まずは知ってもらって、検査を呼びかけたかったんです。私は、たまたま感染を知ることができました。当時の私は発病していない状態で自分は健康だと思っていましたから、お母さんが偶然新聞記事を目にしなかったら、ずっとわからなかったかもしれないと思うと怖いんです。

C型肝炎の潜伏期間は15〜20年。私と同じように赤ちゃんのときに止血剤を投与されていて、20年以上経って「なんか体調がおかしいな」と思っても、若いと特に自分が病気だなんて思わないですよね。「ちょっとだるい、イライラする、でもこれって性格かな？」で片付けてしまうと思うんです。キレやすいとか、怠けグセがあると自分でも思うし、まわりもそう見る。まさか病気だとは考えない。で、いよいよ体がきつくなって病院に行ったときには、もう肝硬変になっている可能性もあるわけです。

そうならないためにも、検査を呼びかけないといけないと思いました。山口さんや出田さんは、若い人たちにとってはお母さんたちの世代。だから、テレビで二人を見ても「お母さんは大丈夫かな？」と思ったとしても、「自分は大丈夫かな？」とは絶対に想像できない。だから、20代でも感染している人がいることを訴えないといけないと思って、同世代の私が顔を出さないといけないと思ったんです。

鳥越　中井さんはどうですか？

中井　私がいま、ムコネットで運動しているのが、「新生児タンデムマススクリーニン

㉞新生児タンデムマススクリーニング
知らずに放置するとやがて障害の出るような遺伝的な病気を、症状の出る前に診断して、治療を開始して障害を防ぐ検査法である「新生児マススクリーニング」のなかで、現在対象になっている六つの疾患のほかに、20種類以上の疾患を一斉に検査することができる方法。

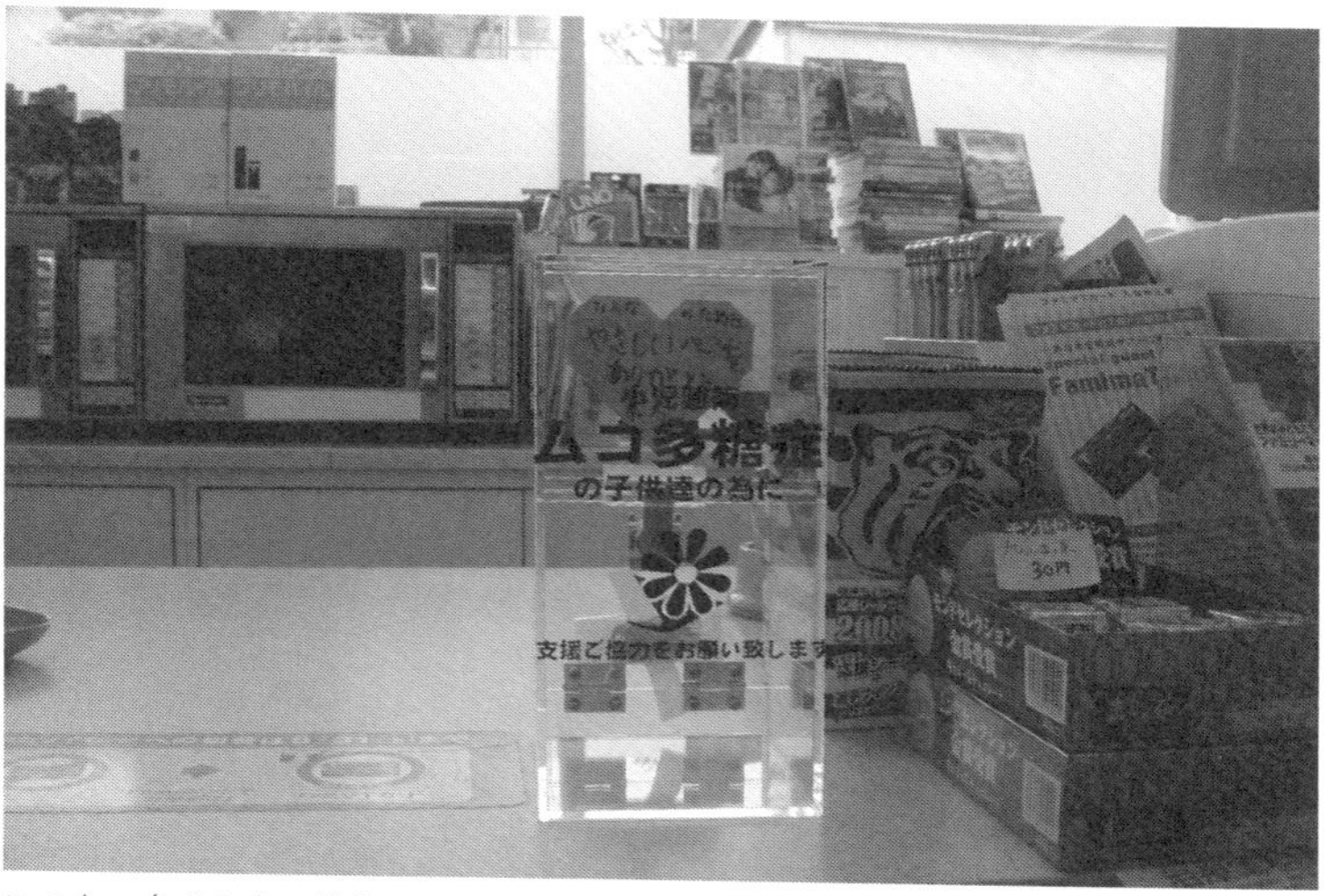

いつも、多くの方の善意でいっぱいになる募金箱

グ」[34]という新生児の検査体制の確立です。現在日本で行われている「新生児マススクリーニング」は、6疾患の検査をしています。新しい「タンデムマス法」なら、20種類以上の病気がわかるようになるんですよ。

いまはまだ研究段階で、公費での予防のための検査にはなっていません。一部の自治体では、「研究」という名目で、任意で行われているようです。ムコネットでは、この「新生児タンデムマススクリーニング」の研究費を寄付するために、募金活動などを行っているんです。ムコ多糖症は、ドラッグラグの問題を抱えながらも、やっと三つのタイプの治療薬が日本でも承認されました。ですから、ムコ多糖症も、早く新生児マススクリーニングで検査ができるように研究を進めていただきたいんです。今はまだ、ムコ多糖症は対象疾患にはなっていないので。

ただ、そんな思いで始めた募金活動の募金箱が、先日盗まれてしまったんです。本当にショックでした。だから、何のために募金をしているのかということを、もっともっと知ってもらわないといけないと思っているところです。

鳥越　募金箱、どうして盗られたんですか?

中井　なくなったのは、近所のコンビニにずっと置いていただいていたものなんです。耀《よう》が1年生のときからもう3年くらい置いてもらっているのですが、先日『命耀《かがや》ける毎日』を店長に読んでもらおうと思って行ったら、その2日前に募金箱が盗難に遭っていたことがわかったんです。

最初に置いた募金箱は、耀《よう》が1年生のときに同級生のお母さんがビデオテープの入れ物で作ってくださった手作りのもので、すごく大きかったんですよ。それを2年以上使ってボロボロになるまで置いてくださり、別の透明の募金箱に変えて3カ月経ったところでした。前の募金箱は大きくてレジの横に置けなかったのが、「新しいこの募金箱だったらレジの横に置けるから、これでまたたくさん入れてもらえるようになりますね」と店長さんに言っていただいていたのに、たった3カ月で盗られてしまって。

その日、たまたま本を持っていったんですけど、店長さんや従業員の方が、すごく寂しい顔をして私のことを見ているんです。私が車から降りてくるのをじーっと見てるのがわかって、「どうされたのかな?」と思ったら、「盗られちゃって」とおっしゃって。それを聞いて、初めは言葉が出ずに鳥肌が立ってしまいました。

鳥越　犯人はわかったんですか?

中井　防犯カメラに映っているので、だいたいわかるらしく、中学生か高校生くらいの子だったと聞きました。お店の方は盗難届を出されたそうなのですが、きっと出てこないだろうとのことでした。

ただ、悲しい出来事ではあったんですが、いいこともあって。普通はそんなことがあったら、お店側は「もう置きません」っておっしゃって当然だと思うんです。でも、店長さんと従業員の方が「すみませんでした」と私に謝られるんですよ。「こちらのほうこそ、お願いして置いていただいたうえに、嫌な思いをさせて本当に申し訳ないです」と私のほうも謝りました。それから、「新しい募金箱を持ってきてもいいですか？」と聞いたら、「お持ちですか？　持ってきていただいていいですか？」っておっしゃってくださったんです。

さらに「よかったらこの本を販売していただけませんか？」と言ったら、喜んでくださって。本当にいいお店なんですよ。店長さんのすばらしさを改めて知ることができました。

福田　盗んだ子は、盗ったことによって悲しむ人がいることが想像できないのかな。薬害の問題も同じ。薬をビジネスとしてしか考えていなくて、使う人はどうなるとか、使う人のことまで考えていない。想像できないんでしょうかね、売ることしか考えていないのかな。

薬は本来人命を守るため、救うためにあるべきなのに、ビジネスを優先しているのが大きな問題ですよね。一生懸命作った薬だったら仕方なかったと思うんですけど、そうじゃない。いろいろ予防したけど防げなかったという状況であれば、つらい治療も仕方ない、治すしかないと思えたと思うんですけど、背景が違うことがいちばんの問題なんだと思います。

ご飯だって、一生懸命作ってくれたものならまずくても仕方ないかなって思えるのと一緒。それが「他人だからいい」と思ってしまうのは、想像力がないからだと思うんです。もし自分の子供や奥さんが同じ目に遭ったら、と考えられないんですから。

鳥越　ネットで、匿名で誹謗中傷をする人も、相手に対する想像力が欠けているといえますね。

福田　そう、自分が書いたってバレないから言いたい放題。自分がスッキリしたら満足で、受け取った人がどういう気持ちになるかは考えてない。薬害に遭った人がどんな思いをして、どんな人生を送っているかなんて、見えないからわからないですよね。自分や家族が同じ目に遭えば、絶対にできないことだと思うんですが。自分がしたことがどんな影響を及ぼすかまで考えていなくて、「自分が良ければそれでいい」というような感じなんでしょうね。

中井　ただ、ネットに書き込んでいる人はたぶん大人だと思うんです。でも、募金箱持っていったのは子供なんですよね。いちばん初めに私が持った感想は、持って行っちゃった子はすごく悪いことをしているけれど、単純にかわいそうだなと。

ブログにこの一件について書いたら、「盗んだ子は罰当たりだ」っていうコメントがたくさん寄せられました。私たちが育ってきた時代は、「悪いことをしたら罰が当たるよ」っていう教育を、母やおばあちゃんからされてきていますよね。募金箱なんていくらでも盗っていけるものだけど、それでも盗らないのは、そういうことを教えてくれる人がいたからだと思うんです。いくらお金が欲しくても、盗らなかった。でも、その子は教えてもらってこなかったんだろうなと思うと、かわいそうだなって思えたんですよね。

ただ、だからどうすればいいのかといえば、まだショックで私自身も整理はついていないのですが……。でもやっぱり「なぜ募金箱を置いているのか」ということをたくさんの人に知ってもらわないといけないなと思っています。だからいま、講演会活動をもっといっぱいして、いろいろなところで、「こういうことのために募金活動をしているんですよ」と伝えていこうと思ってます。そして、いずれはいろいろなことのために募金活動をすることが当たり前の時代になってほしいと願っています。

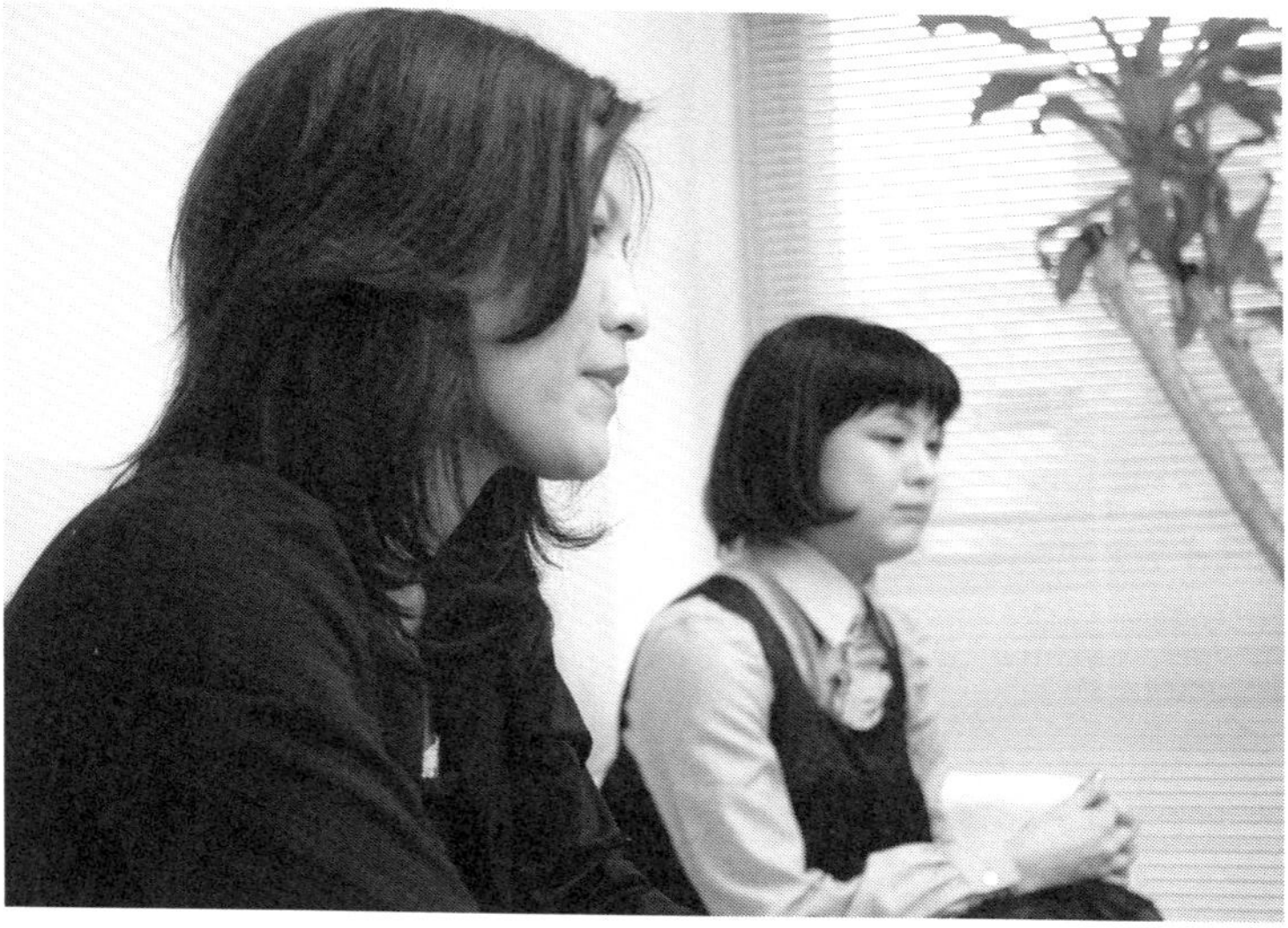

福田　この間、長崎のお地蔵さんが川に投げ捨てられて賽銭箱が取られてしまったというニュースをやってたんです。

中井　そういう時代になってきてしまってるんですよね。

福田　川に捨てるまでしなくてもいいでしょうに。お金が欲しいからといって、投げ捨てるまでするなんて、絶対罰が当たりますよ。

中井　罰が当たって治ればいいですけれど。

福田　同じような思いをしないとわからないんですかね。

中井　同じ思いをしたら、わかってくれるんでしょうかね。何年か前にアメリカのニュースで、すごく素敵な、オブジェみたいな募金箱が何回も盗まれてしまうという話題をやっていたのを見たんです。そのとき、「アメリカってそんなに寂しい国なんだ」と人ごとのように思ってたんですけど、「ああ、こんなに身近に同じようなことが起こってしまった」とショックでした。

■知らないことが差別につながる

差別する人は知ろうともしない（福田）

相手のことがわからないから、ぶつかってしまう（中井）

中井　知らないことで、自分では気づかないうちに誰かを傷つけてしまうことだってありますよね。

福田　本人は、悪気があって言っているわけじゃないんでしょうけどね。

中井　そういう言葉だからこそ、逆に傷ついたりしますよね。

福田　言ったほうは忘れているけど、言われたほうはずっと覚えてることとかありますからね。何気なく言っているんでしょうけど、言われたほうは深く傷ついてしまう。

鳥越　何気ないひとことに傷ついたときは、どうやって消化するんですか？

福田　本当に傷ついたときは、忘れるんですよ。嫌なことは思い出さない。だから、裁判での本人尋問のときとかも、最後の最後まで本当のことを言わない。それは肝炎に限った話じゃなくてハンセン病患者の本人尋問の聞き取りでも、最後の最後までみんな重要なことは言わなかったらしいです。でもそれを言わないと被害を理解してもらえないからと説得されて、ようやく最後の最後に言う、みたいな感じですよね。意識して隠してるつもりはないんですけど、つらかった過去は無意識に封印するんですよね。

中井　私も、つらいことは思い出したくないと思って、ずっと日記を書いていた手帳を捨ててしまったことがあります。やはり、嫌なことというのは封印したくなりますよね。

福田　でも、弱みにつけ込む人って絶対いますよね。いまはそんなことはないですが、実名公表した当初は宗教や健康食品の勧誘がたくさんありました。知り合いが、「肝臓が悪いそうだから」って言って勧誘してくる。肌も荒れるから、化粧品とか自然食品とか勧められたこともあります。でも、それで治る保証はないじゃないですか。しかも、健康食品って値段もすごく高いですよね。宗教も、「別に悩んどらんし！」と思って（笑）。

知り合いだと良かれと思って言ってますからね。親切心で言ってくれているんだから、それを突っぱねるのも悪いかなと思って買ってしまったり。そういうときは、もしかしたらこれで良くなるかもしれんって気にもなるんですよ。これで治ったら安いもんやねと思ってしまう。

中井 悪意がなくても、言っていいことと悪いことは判断してほしいですよね。

福田 でも、そういう人は必ずいると思います。だって知ろうと思えば知れるわけでしょ？ 差別する前にネットでちょっと「C型肝炎」って検索すれば、感染経路なんていくらでもわかるのに、それを知ろうともしない。私の親しい人はみんな調べたりしてくれるんです。差別する人は知ろうともしないのかなって思います。

鳥越 耀《よう》くんは、嫌なことを言われて傷ついたというような経験はありますか？

中井 うちの子は、1年生のときに頭が大きいことをお友達にからかわれていて。

福田 子供って、無邪気なだけに残酷ですよね。

中井 そうそう、子供ってそうなのよね。正直なの。実際、頭も大きいわけだし。でも、からかっていた子とは、いまでは大の仲良しなんです。あるとき、二人で家でゲームをしながら、友達が「俺1年のときお前のこと、『アタマデッカチシリツボミ』って言ってたよなあ」と言うのに、耀《よう》が「そうやぁ。耀《よう》なあ、だからお前のこと、学校でいちばんキライやってん」と答えていて。そのとき、私は「いいぞ！」と思いました。そうしてお互いのことを知って、ゆっくりわかり合っていければいいんだと思うんですよね。

福田　子供は、見たままを疑問に思って聞くんですよね。

中井　だから、そういう子供からの疑問に対しては、ちゃんと説明してあげないといけないと思ってます。

耀《よう》の場合は、一見健常に見えるけれど、近づくとやっぱり息づかいが荒いし、最近は「気持ち悪い」って言われているんです。でも、それがムコ多糖症の症状だと知ってもらえたら、ほかの病気の子供や人と接したときに、「そういうことは言っちゃいけない、理解する努力をしないといけない」って思う子が増えてくれるんじゃないかと思っています。

耀《よう》はちょっと傷ついたりするけれど、それはもう彼が消化していかないといけない。もともと性格が負けず嫌いだから、本人はすごく怒っていますけどね。でもケンカして理解してもらえるならそれでいいと思っています。だからもっと身近にそういう子たちがいる環境っていうのを作ったほうがいいんだろうなと思います。

小学校のときはいるんですよね、車椅子の子とか。でも中学・高校になるといなくなる。そして、障害を持った子たちのことを自然と忘れてしまう。だから大人になって、車椅子の人に接しても、何かしてあげたいけど何もしてあげられない。

でも、アメリカでは車椅子で買い物に来ていたりする方が、ごく身近にいるんです。アメリカは肌の色が違う人も多いし、みんな違うことが当たり前なんですよね。そうやって違いを受け入れられる子が、大人になっていってくれたら素敵だなと思います。

福田　私も活動を通して感じたのですが、若い世代のほうがあまり差別しないですよね。お年寄りになればなるほど、知らないことに対する偏見や差別が強い気がします。親の世代や、お年寄りの人のほうが受け入れにくいんじゃないですかね、知らないことを。

障害を持った人も、それはそれでその人の個性だと思うんです。いろいろな人がいて当然じゃないですか。でも、そこで「差別しちゃいけません」って言ってしまうこと自体が差別なんじゃないかと思うんです。

中井　相手のことがわからないから、ぶつかってしまうことってたくさんあるんですよね。だから、わからないことに対して目をつぶってしまうんじゃなくて、お互いの状況やありのままの姿を知ることが大切なんだと思っています。ムコ多糖症患者で、ふるちゃんという27歳の男性が、最近小学校に行って講演会をしたりしてるんです。彼は奇跡的に20歳を越えているムコ多糖症患者で、身長が120センチくらいで止まっていて、耀《よう》のほうが大きいんですよ。でも中枢神経には障害が出ていないので、しっかり言葉も話せます。ただ、気管が狭いから話す声はそんなに大きくはないんですけど。彼みたいな人が身近にいてく

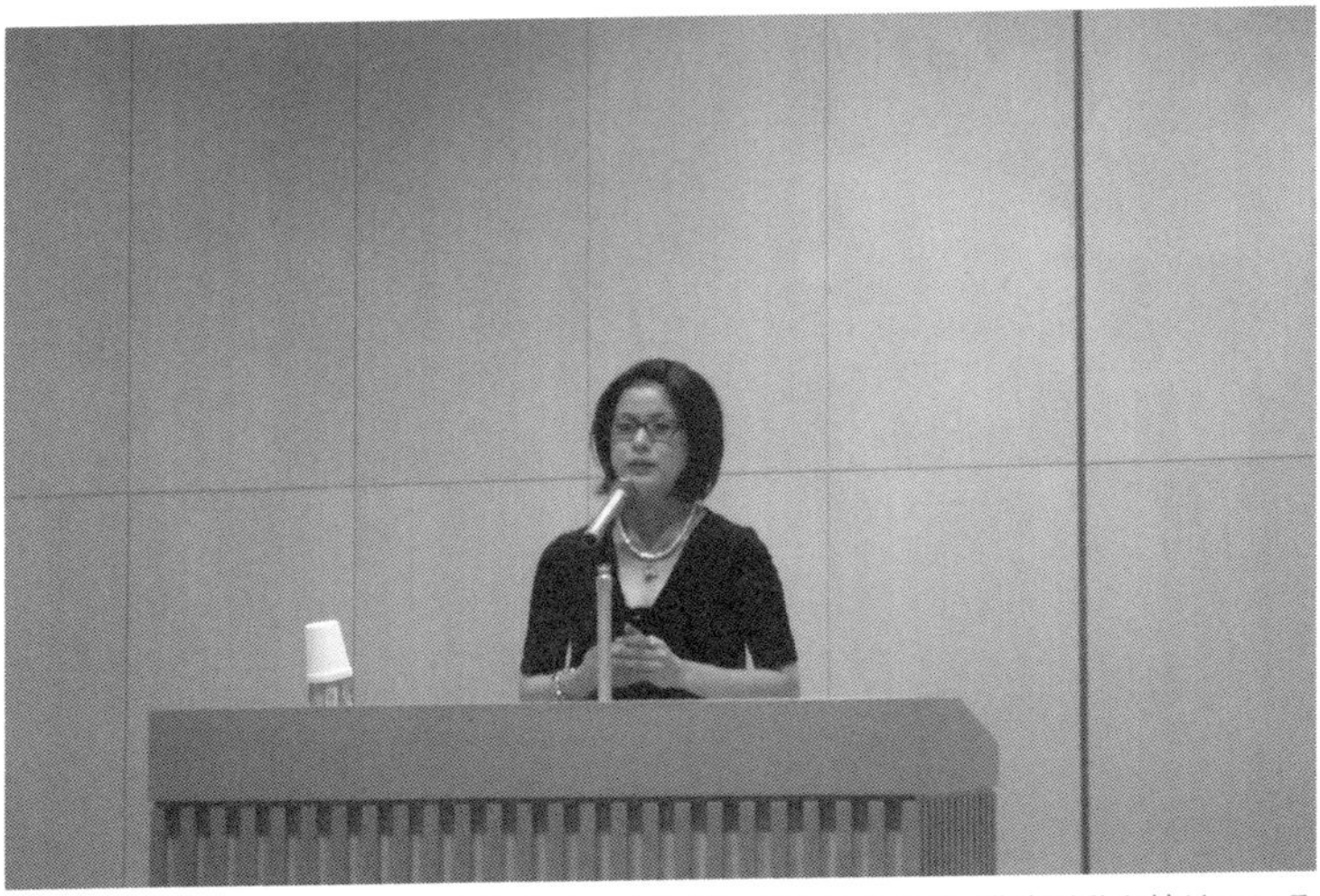
福田さんはこれまでの経験をより多くの人に知ってもらうため、講演活動を続けている

れるだけで、子供たちが学ぶこともすごく大きいと思うんですよね。実際にふれ合うことで、差別や偏見も自然となくなるんじゃないかなって。

■「知らない」から「知っている」へ

「ＨＩＶ訴訟を知ってる人？」って東大の1年生に聞いたら、知ってる人がほとんどいない（福田）

福田　大学などで医学生とかいろんな人にＣ型肝炎のことを話してきていますが、そのときだけで、すぐに忘れてしまってもいいと思っています。たとえ忘れたとしても、どこかで思いだす瞬間があるかもしれない。先日、東大の1年生を前に話をしたのですが、「薬害ＨＩＶ訴訟を知ってる人？」って聞いたら、ほとんどいない。

中井　若い世代には、意外と知られていないんですね。

福田　私も「知らないんだ！」ってびっくりして。ＨＩＶも肝炎も薬害という問題自体を知らないんです。

鳥越　聞いている人たちの学部は？

福田　法学部です。どうやらいまの教科書に、薬害問題が載っていないらしいんです。

中井　教科書から消されてしまっているんですね。

福田　そうなんです。昔は載ってたみたいなんですよ。公害は載っているのに、薬害は載らないんですよね。年1回開かれる薬害根絶フォーラムのときに、薬害の問題を教科書に載せてくれと、厚生労働省や文部科学省に申し入れをしているのですが、毎年「検討します」という返答なんです。

鳥越　肝炎だけでなく、「サリドマイド」[35]やＨＩＶといった薬害全般について知らない。

福田　そう。だから、看護師さんに「サリドマイドの原因が何か」と聞いても、知っている人が１００人中数名しかいないらしいんです。そういう人たちが現場に立つんですよね。医学部の人でも肝炎という病気については勉強するらしいんですけどね。今後はどうな

㉟サリドマイド
ドイツ（旧西独）の製薬会社が開発した睡眠薬の一種で、妊娠初期に服用すると、胎児に奇形を生ずる。現在は製造・販売を禁止。

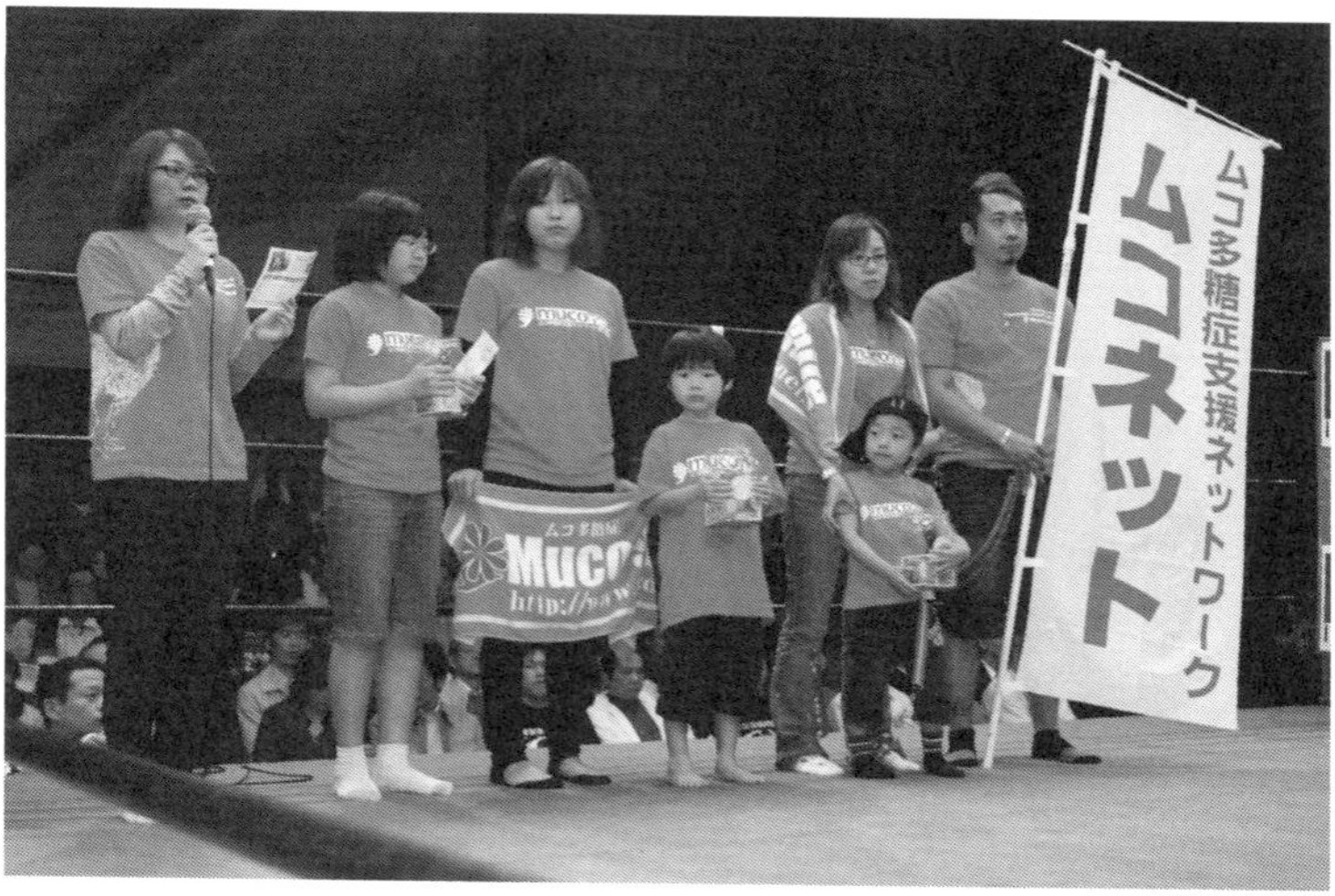

ムコネットＴシャツを着て募金を呼びかけるムコスマイルのメンバー

るかわかりませんが、現在は教えていないんです、事実を。だから知らないんですよね。薬害訴訟の問題が大きく取り上げられたのが、２００７年の11月、12月くらい。だから、いまの1年生は受験勉強をしていてあまりテレビや新聞を見ていないのかもしれないけれど、最近の事件も知らない人たちが、これから現場に出ていくのかと思うとショッキングなことですよね。

中井　試験に出る勉強しかしていないんでしょうか。試験のための勉強も大切でしょうけど、それよりもいま世の中でどんなことが起きているのかを知ることのほうが大切な気がしますよね。

福田　けれど、話を聞いてすごく興味を持ってくれたみたいで、終わったあとにたくさんの人が私のところに来て、いろいろと質問してきたんです。だから、ただ単に知らないだけなのかもしれないと思いました。知れば違うんですよね。最近の若い人は、意外といまの社会を変えなきゃいけないという意識はある。だから、知れば結構動くんですよ。

㊱ムコスマイル
ムコ多糖症を支援している、湘南乃風・若旦那さんの思いに共鳴した有志によって設立され、ムコ多糖症の子供たちを支援するためのムコネット所属団体。

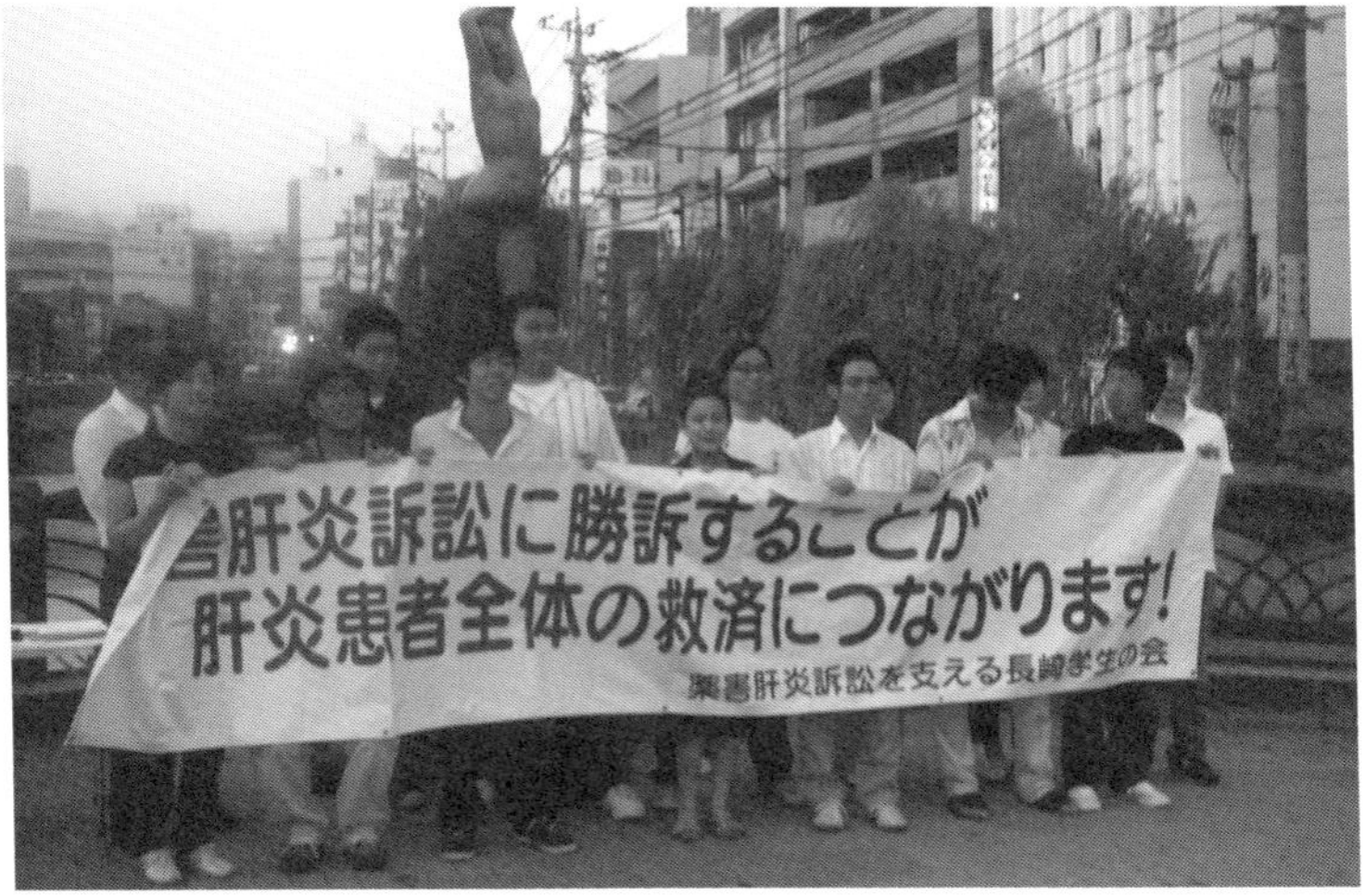
害肝炎訴訟に勝訴することが
肝炎患者全体の救済につながります!
薬害肝炎訴訟を支える長崎学生の会

薬害肝炎訴訟を支える長崎学生の会「LANCE」のメンバーと

鳥越　そういう若い人の熱意や力を中井さんも感じていますか？

中井　はい、本当に。ムコスマイル㊱を引っぱっている田中淑恵さんも学生さんですけど、じつに一生懸命ムコ多糖症の子供たちのためにがんばってくださっています。

福田　どこからその意欲が湧いてくるのか、わからないですよね。学生のパワーは、特にすごいなと思います。

中井　田中さんの場合は、湘南乃風のコンサートで若旦那さんの言葉に共感して、「何かできることはないか」と思ったのをきっかけにムコスマイルを立ち上げ、一生懸命動いてくださっています。田中さんだけではなく、原田匠さんご一家は、いつも家族3人で活動をしてくださっているんですよ。

ムコスマイル以外にも、沖縄の鴨澤友美さんをはじめとするマラソンランナーのみなさまが全国各地でムコネットのオレンジのTシャツを着て走ってくださっていたり、名古屋の岡田宏治さんがリーダーの「築港・心乃叫びの曾」のみなさまも、ムコ多糖症の子供たちのためにチャリティライブを何度もしてくださっています。支援をしてくださる方がいることは、本当にありがたいことです。

福田　私も、滋賀県の草津市というところで講演したときに、中学生の男の子とか、今年から病院に勤めるという看護師になったばかりの女の子とか、一人で来ている人がたくさんいて、「患者さんの話を聞けて良かったです」なんて言ってくれたんです。わざわざ足を運んで話を聞こうと思ってくれる意識ってすごいなって。

中井　ムコネットにも、テレビに出たあとには、特にたくさんメールが来るんです。なかには「ただ単に看護師になろうと思って勉強してたけど、ムコ多糖症の子供たちのことを知って、しっかりした目標ができた」というメールもあって。ほかにも、「ムコ多糖症について勉強したいと思う」というような内容のメールを若い方からいっぱいいただいています。一度知ると、そのことについて考えていきたいと思ってくれる若い方はたくさんいるんですよね。

福田　やっぱりそうなんですよね。私の本を読んだことがきっかけで、肝炎の研究をやり始めたという人もいて。だから、伝える活動を続けて、実際にはどうなるかわからないけど、無力ではないな、と。微力かもしれないけど、無力ではないっていうことを、ちょっとずつでも感じることができているから、それだけでもやろうという気が起きるんだと思います。

■知れば変わるはず

知らなかったらなかったことになってしまうんです（福田）

わかっているようでわかっていないんですよね（中井）

鳥越　若い世代に伝えていくことで、日本の社会が悪い方向に向かっていくのを予防することになるかもしれないよね。

福田　確かに、おかしなことが行われているということに対して違和感を感じてくれるようになってくれればいいですよね。

知ればみんな「おかしいんじゃないか」と言うと思うんですよ。でも、事実を知らされていないから、みんな気づかない。薬害肝炎のことだって、つい最近始まった問題じゃなくて、5年前から裁判をしていたけれど、みんな知らなかったから言わなかっただけ。でも、知った人たちが一斉に「おかしいんじゃないか」と言い始めたら、国が動いたわけですよね。だから、なんでも知らないだけ、知らされていないだけなんじゃないかと思います。

鳥越 国民の側も「知らない」では済まされない。知る努力を怠ってはいけないということだよね。

福田 知らなかったら、なかったことになりますからね。知れば「おかしいんじゃない？」と思うようなことが知らされていないから、自覚症状がなくて、問題がどんどん悪化していってるんじゃないかって。

薬学部の学生に話をすることもときどきあるんです。教授がなぜ私を呼ぶかというと、真っさらな状態にある1年生に話してほしいからなんですね。「薬1本が病気を救うこともあれば、肝炎のような悲劇を生むこともある。ビジネスや研究開発目的だけでなく、その先にある人間という存在を感じてもらいたいから、1年生のときに話をしてもらいたいと思った」って言われるんです。

中井 1本の薬の先に人間がいるというのは当たり前のことだと思うのですが、それがわかっているようでわかっていないんですよね。

福田　本人にとっては善意でやっていることが、ときには悲劇を生むということを知ってもらいたい。一生懸命作ったつもりでも、悪用されることもあるという。厚生労働省のなかにもいい人はいるのに、全部が悪いと思われているのと一緒で。一生懸命働いている人まで「厚生労働省の人」とひとくくりにされて叩かれるじゃないですか。それもよくないですからね。

中井　本当に国民のために一生懸命してくださっていると思える厚生労働省になってもらいたいですね。

鳥越　舛添厚生労働大臣は、福田さんや中井さんが書かれた本を読んでいるんですよね。大臣の公式サイト[37]のなかでも、中井さんの本についてふれていましたね。

中井　すごくうれしかったです。大臣が引用されていた一文が、一生懸命考えて書いたものだったので。ずっとムコ多糖症の治療薬を研究してくださっている研究者の方々や先生

㊲ますぞえ要一公式サイト
(http://www.masuzoe.gr.jp/) 内、２００８年2月27日「厚生労働省改革元年に──大臣就任から半年を経過して」というコラムで、「ムコ多糖症の中井輝くんのお母さん、中井まりさんは、その手記『命輝ける毎日』のなかで、治療薬『エラプレース』承認の報を受けて、『このお約束をいただくには、もちろん、厚生労働省の方々やムコ多糖症に携わる先生方が積み上げてこられたことがあるのを承知しています。ありがとうございます。』(P２３３) と述べていますし、巻末にも『厚生労働省のみなさまに、心からの感謝の気持ちを記します。』と書いていています。国民は、私たちが全力をあげてよい仕事をすれば、それをきちんと評価してくれます」と、書いている。

方、こうやって世論を動かしてくださった湘南乃風の若旦那さんやＭＩＮＭＩさん、小松亮太さん。そして、薬を認めてくれた舛添大臣、厚生労働省の人にも感謝しますということを書いたんです。

厚生労働省は、批判ばかりされているところがあるので、なかには感謝している人もいるということを厚生労働省で働いている人たちにも知ってもらいたいなと思ったんです。まさか読んでもらえるとは思っていなかったですが、感謝している人がいることを知って、お仕事してもらえたらうれしいなと思っています。

福田　厚生労働省のなかにも、もちろんいい人はいますよね。私の本も読んでくれている人もいます。官僚としては個人の意見を言うことはできないけれど、やっぱり個人的には気になっているんだなと思います。

厚生労働省でも世間でも、おかしいことに対して「おかしいじゃないか」と感じる人が増えれば、世の中も変わっていくと思うんです。いま、「自分さえよければいい」という考えが蔓延して、それによっていろいろな問題が起きてしまっている。だったら自分勝手な考え方をする人と、「おかしいじゃないか」と思う人の数を逆転させればいい。そのためにも、訴えることを続けていかないといけないと思うんです。

第四章　これからの薬事行政

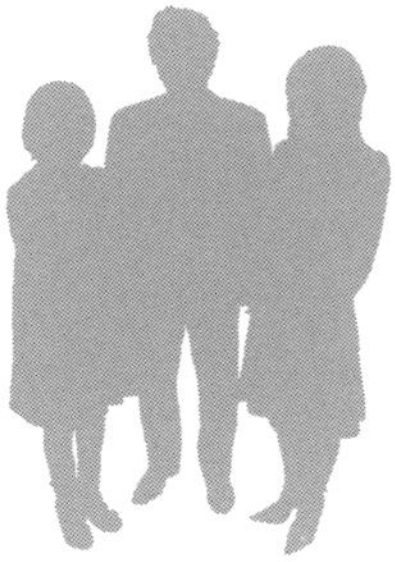

■国民のための薬を

これからは、国民が声を上げていかないといけないんじゃないかなと思います。（中井）

鳥越　これまでの経験から、薬の承認を扱う日本の薬事行政のあり方について、いまどう思っていますか？　今後、何か注文をつけるとしたら、どんなふうに変えていくべきだと思いますか？

中井　まずは、矛盾をなくしていただきたいですね。ムコ多糖症のように患者の少ない治療薬の承認には書類が1メートルも2メートルも必要なのに、薬害を起こす薬には紙切れ1枚で済んでしまう。その違いは何なのか。

鳥越　ずっと昔に「サリドマイド」という薬害では、外国で承認されているからといって、日本でも使ったら被害が出てしまった。その件が結構尾を引いてることもあると思います。もちろん外国でも被害は出ていますが、国内でちゃんと審査をしなかったから被害が出たと非難されたわけです。だから海外で承認されても国内ですぐ承認するわけにはいかん、日本は日本でイチから全部やらなきゃいけないという教訓が薬務行政にあるだろうとは思うんです。前向きに考えればね。

ただ、製薬会社はそのことを言い訳に、「あまり儲からないな」と思ったら手をつけないだろうし。本来ならば、海外で新薬ができたら、すべて認めるということではないにしろ、早急に対応するだけの体制が必要ですね。

一方ではまた薬害が起きるから、必死にやってくれよという部分もあるし、中井さんのようなケースは、そんなに「慎重に、慎重に」と言っていたら、救えるものも救えないじゃないかと。一見矛盾している問題のように見えますが、薬事行政の健全化においては、根本的には同じ問題をはらんでいる。

福田　安全性の確保が基準ではなく、利益があるかないかで決められているように受け取れてしまうんです。

いまの段階でも、危険なんじゃないかと思える薬はたくさん流通しています。薬害肝炎の原因である「フィブリノゲン」や「クリスマシン」だって、危険だとわかっていても使い続けていたわけでしょう。だから、安全性が重視されているわけじゃない。危険だとわかっていたわけですから。

鳥越　中井さんのほうは、「患者がたくさんいないから熱心にやらなくてもいいや」という、製薬会社のビジネスが生んだ、一つの間違った結果ですよね。福田さんのほうは、これはどんどん儲かるからと、厳しくチェックせずにバンバン売ってしまった。利益という観点から見たら、同じですよね。それと癒着しているのが日本の薬事行政。

これがこれまでの問題で、お二人の問題ともなった。そして、これは今後も続くと思います。日本は資本主義社会だから、儲かるものはガンガン作るし、儲からないものは一切作らない。確固とした市場原理が働いてるんですよ。それに日本の役人も従っている。

福田　薬害の被害者からすると、「慎重に、慎重に」と言っているのが嘘みたいで。「フィブリノーゲン」を「フィブリノゲン」と、棒を1本取って名前を変えただけで、国から新規承認薬とみなされ、古い医薬品の有効性や安全性を再確認する、第一次再評価をすり抜かせたりとか。どう考えても、おかしいですよね。承認ラグというよりも、申請ラグがあるんだと思います。ムコ多糖症のように、300人しか患者がいない病気は、顧客が300人しかいないから、儲からないと思って、メーカーが申請すらなかなかしない。という背景があるんじゃないかと思います。

鳥越　問題はそこですよね。今回お二人の経験からわかったように、国民に訴えて世論を動かし、おかしいものは「おかしい」と言っていかないと、国や製薬会社の善意だけを信じてもダメということじゃないでしょうか。

福田　私にとっては、C型肝炎に感染したという事実は、裁判をしようが、真相を究明しようが変わらない。起きてしまったことは変わらないし、時間が戻ってくるわけでも、人生をやり直させてもらえるわけでもないんです。でも、やっぱりここで言わなければ、この問題がなかったことになってしまうという思いがあるので、訴え続けなければいけないと思っています。

中井　こんなめちゃめちゃなことはいい加減にしていただきたいです。薬害ＨＩＶ訴訟に薬害肝炎訴訟……次から次へと出てきますよね。薬害は、ＨＩＶで終わったものだと思っていましたから、この問題が報道されているのを見て、本当に驚きましたし、怒りが込み上げてきました。

鳥越　でもそれを許してきたのは、日本の国民かもしれないね。

中井　本当にそうですよね。そんな私も、耀《よう》がムコ多糖症と診断されるまでは、いまほど政治に目を向けていなかったと思います。やっぱりは私たち大人はもちろんのこと、もっと若い人たちにも政治に目を向けてもらいたいです。そして、政治家の方々も、企業の方々もモラルを守っていただきたい。国民がそれを見て、おかしいことにはおかしいと声をあげなければいけないと思います。これからは、国民が声をあげていかないといけないんじゃないかなと思います。

鳥越　舛添さんが厚生労働大臣になってからのいろいろな動きも、たまたま舛添要一というキャラクターのある人物が厚生労働大臣だったから、国民の声に敏感に反応したんでしょうね。だから、もしキャラクターが違っていたら反応していないかもしれない。どんなキャラクターでも反応せずにはいられないような、国民側からの訴えがもっともっとないと日本の薬事行政は変わらないでしょうね。

中井　もう一つは、舛添厚生労働大臣が２００７年10月13日に、「海外で承認された新薬が日本で使えるようになるまで、平均4年かかっているものを、この5年間でアメリカと同じ1年半にする」と会見のなかでおっしゃったことを、きちんと守っていただきたいと思います。

薬の承認に関わる審査官が、アメリカのＦＤＡの10分の1の約２００人しか日本にはいないので、まずはその人員を増やすところから始めるための五カ年計画なんだそうですが、

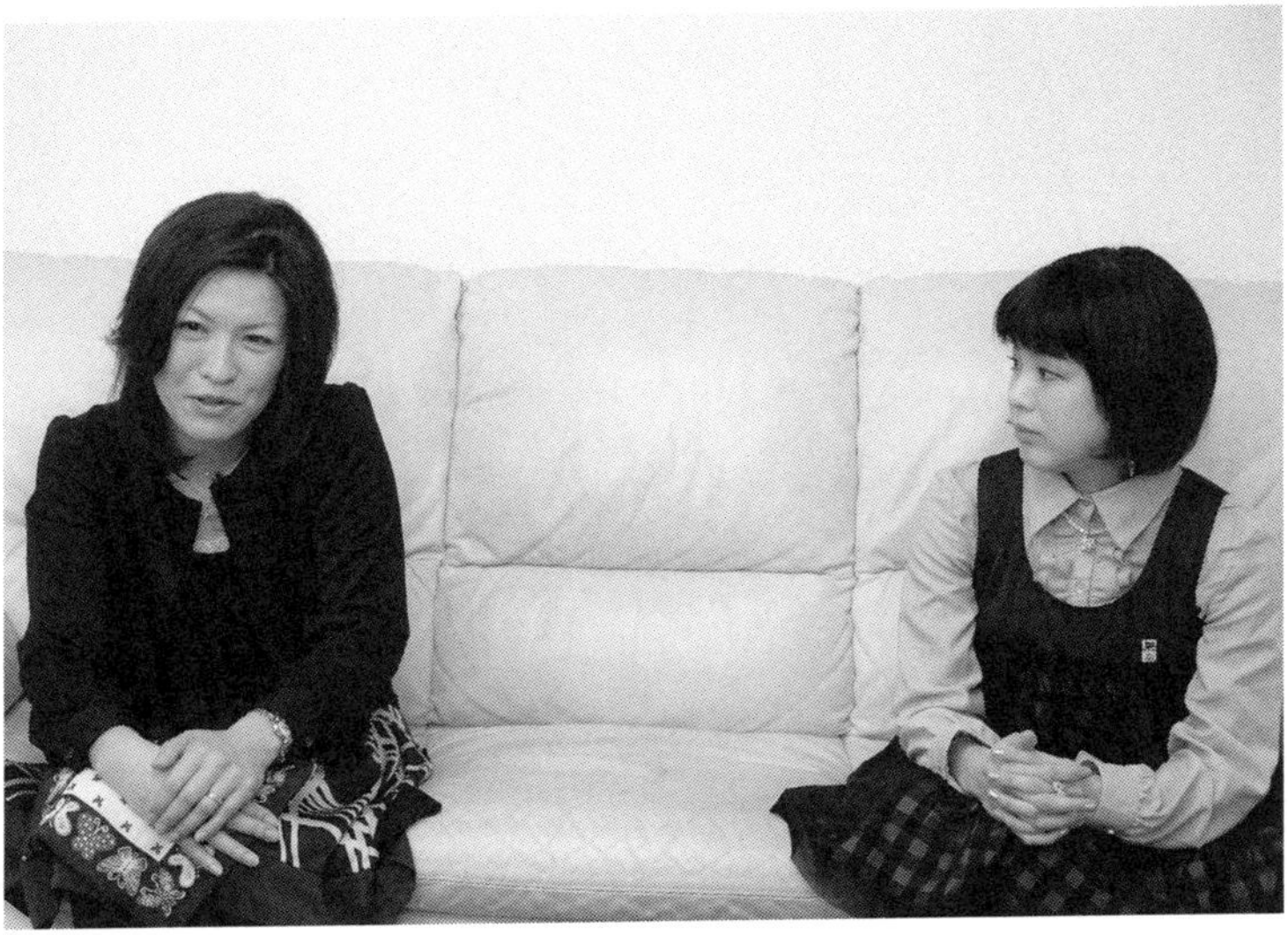

一日も早くお薬が患者さんの元に届くようにしていただきたいんです。

鳥越　日本は審査官の人数も少ないんですね。道路作る前にそういうものを増やしてほしいものですね。人の命にかかわることを優先してほしい。

中井　そうなんです、その間にも救われるはずの命が消えていっていますから。少子化が進んでいるとは言いますが、まずは子供の命を救っていただかないと。これから出産する人を増やすには、すでに生まれている命をまず救ってもらいたいと思います。

少しでも早く承認することができれば、亡くなってしまった子供たちももっと楽しく家族と一緒に過ごせたかもしれない。救える命は救ってほしいんです。薬を必要としている人たち、難病の患者さんはムコ多糖症だけではありませんから。

福田　私も、薬を審査する人が少ないということも含めて、知らなかったです。だから、知っている人が訴えていかないといけないと思うんです。被害に遭った当事者はいちばんよく知っている。当事者の気持ちも誰よりも知っているわけです。知っていることは訴えなければいけない。

普通に生きていたら知らずに済むことかもしれません。私たち被害者だって、本当はごく普通の一般人で、何も知らずにのんびり生きていたかもしれないと思います。原告団の山口さんだって主婦です。東京に長期滞在する前に旦那さんのために土鍋いっぱいにおでんを作ってくるような方なんですよ。でも、そういう人たちが、九州から東京まで自ら足を運んで、訴えなきゃいけない。そうしないと国が動いてくれないのは、本当はおかしなことなのかもしれません。でもやっぱり被害者じゃないとわからないこともあるし、訴える力も強い。だから、それぞれが声をあげなきゃいけないと思います。

■薬事行政のあるべき姿

10年くらいかけて、定期協議で真相究明や恒久対策をやっていかなければならない（福田）

新生児タンデムマススクリーニングを確立させて、

難病を抱えたお子さんの命が少しでも永らえることを信じて（中井）

鳥越　やはり、お二人とも、これがゴールではないという気持ちがあるようですね。自分たちのことだけではない。どんどん活動も広がっているようですし。

福田　一人で闘ってきたわけじゃないですからね。一人で裁判をやっていたわけでもない。多くの人たち、弁護士の人、学生で支援してくれてる人、原告の人たち、みんなでやってきたことだから、たとえば自分のことが一段落したとしても、「じゃあ同じ被害者はどうなるの？」「同じ肝炎患者はどうなるの？」って思いますよね。そこで、差を作るのはおかしいだろうって思うのは自然な気持ちなんですよ。

しかも、肝炎患者全体の救済は最初からの大きな目的で、その第一歩の手段としての裁判だったわけですし。絶対に勝たなければならない裁判だったんです。そこで裁判に負けていたら、肝炎患者約350万人の救済にも絶対につながらないという、強い思いがありましたから。

目的は、「責任を証明しない限り対策をとらない」という姿勢だった国に、「それを証明するので対策をきちんととってください」と、訴えかけることだったんです。それにしても安全に、安心して治療ができる体制を作ることをあんなに拒まなくたっていいんじゃないか、裁判するお金があればそれを使ってくれればいいじゃないかって、思いますけど。

鳥越　弁護団のスタンスとしては、そんなふうに最初から「350万人の肝炎患者の治療体制を作るためと、薬害撲滅のための裁判」だと掲げていたようですが、原告のみなさんも、福田さんも、そう思っていたんですか?

福田　私たち原告についていえば、私も含めて、原告になった時点でみんながそういう気持ちだったわけじゃないと思います。少なくとも私は、最初は自分のことから始まった。いろいろな人と接して、いろいろと知るなかで視界が広がって、深くまで理解して、いまのような気持ちになっていったんです。

現時点の医療費助成だって完璧じゃないし、議員立法だって完璧じゃないんです。いまも、弁護団は訴訟説明会を回っているし、原告団も恒久対策の要請のため、活動を続けています。これからもずっと、10年くらいかけて定期協議で真相究明や恒久対策をやっていかなければならないと思っています。

鳥越　それを見守り、時には声をあげながら国と国民が一緒に作っていくということが理想的な姿ですね。

福田　議員の人だって、肝炎や医療の専門家ではないので、最初から完璧なものが作れないのは仕方がないわけです。だから足りないところをまたプラスしていく。法律を改正できるわけですから。そういうことは追い追い見えてくることで、私たちはこうしたほうがいいんじゃないかということをいろいろな人たちと話し合っていくことになるんでしょうけど。

鳥越　10年って口にされたけど、時間にするとまだまだ先は長いと。

福田　そうですね。少なく見込んで10年です。まだまだ見えないですよね。私はいま、厚生労働省の「薬害肝炎事件の検証及び再発防止のための医薬品行政のあり方検討委員会」の委員に任命されたので、今後の薬事行政のためにがんばりたいと思っています。

鳥越　中井さんは、これからどんな活動をしていくんですか？　新生児マススクリーニングの具体的な目標をもうちょっと聞きたいな。

中井　新しい新生児マススクリーニングは、乳幼児の突然死などを引き起こす「有機酸・脂肪酸代謝異常症」などについて、生まれたばかりの赤ちゃんから1滴、血を採取するだけで診断することができる検査技術で、20種類以上の難病がわかるようになるそうなんです。いままで発見が遅くなってしまっていたことで、つらい思いをしてきたこの病気のお子さんたちが、もしかしたら大人になれるかもしれないし、悲しい思いをする家族も少なくなるかもしれないと思って、ぜひ確立してもらいたいと願っています。

具体的には、それをできるようにする機械が1台3000万円するんですね。今は五つの自治体でしか、検査をすることができません。ですから、日本の政府ももちろん各地区に買って設置していただきたいところなんですけど。まずお金を集めてマススクリーニングを充実させる状況になったら国も動いてくれると信じて、ムコネットを通して活動しています。

福田　マススクリーニングの機械は、海外ではかなり普及してるんですか?

中井　ムコ多糖症の検査技術は、実験の段階では確立されているんですけど、まだ実用化するかどうかの最後のテスト段階なんです。いま、日本人が世界で最初にそこに踏み込める状況なんですけど、それは製薬会社がやるかどうかにかかっているんですね。製薬会社はなかなか動かない。なぜかというと、利益が上がるものではないからです。

鳥越　薬の会社ですから、治療は儲かるけど、そこで予防してしまうことによってお客さんを減らしていく作業になりますからね。日本ではいままで予防医学がないがしろにされてきたのも、そういうことでしょう。

中井 人の命をどう捉えるかにつながっていると思います。日本はいま6種類しか検査していないけど、アメリカでは州によっては30~50種類も調べているんです。

福田 アメリカとかヨーロッパのほうでは結構マススクリーニングが普及してきているのに、日本には台数が少ないんですか?

中井 いまのところ、北海道や島根県など5カ所にしかないんですよ。先進国でこんなに普及していない国はほかにないと思います。機械自体は3000万円なんですが、検査のためには技師の方を養成する費用、そしてその方たちの人件費を確保しなければなりません。そのあたりを公的なお金でまかなってもらわないと、欧米なみの予防医療をすすめることができないんです。

新生児は年間百数万人しか生まれない。機械がどこにあっても血液1滴が染み込んだ紙だけで、何十種類もの病気の検査ができるんです。東京で生まれた子の検査を沖縄でやることだって、郵送でできるので、そんなに大変な作業ではないですよね。だけど、いまはまだ検査が義務化されているわけではないので、需要が少ないんです。

鳥越　新しい新生児マススクリーニングは、この世に存在するより良い予防医療なんだから、費用の確保をして、一刻も早く義務化されるべきですよね。

中井　はい。そう思っていまは活動を続けています。そんななか、２００８年4月に打ちだされた大阪府の財政再建プログラム試案のなかで、「先天性代謝異常等検査事業」という、新生児マススクリーニングの検査を意味する事業に対する予算が廃止されていたのです。

鳥越　中井さんがしようとされていることと、正反対じゃないですか。

中井　初めにこのことを聞いたときは、本当に驚きました。なんとしてでも撤回させなくてはいけないと。大阪府では、この検査で1年間に20人の子供たちの病気が早期発見されています。早期治療することにより、症状が軽く済み、社会に進出する可能性があるのです。もしこれが任意での検査になってしまうと、検査を受けない方がいるかもしれない。そうすると早期発見が可能だった病気が見逃されて、知的障害・身体障害が発症すれば、生涯にわたって社会保険費、医療費などを国や大阪府が負担しなければなりません。その総額が検査事業にかかる経費を上回ることは、研究で明らかになっているんです。

それだけではなく、東京で生まれた子供と、大阪で生まれた子供の命の格差が生まれかねません。橋下徹大阪府知事は「子供が笑う、大人も笑う大阪」を目指されているのに、この事業を廃止することは、橋下知事の目指されている大阪府の未来とは程遠いものですよね。

鳥越 財政難とはいえ、考えられないことですね。そのまま廃止されてしまうんですか。

中井 先日、要望書を持って府庁に行ったときに大阪府健康福祉部保健医療室健康課の松下彰宏課長とお会いして、私たちの思いを伝えました。そのとき、松下課長は、「要望書をいただかなくても、課をあげて取り組むべきことである」とおっしゃったんです。つまり、松下課長も私たちと同じ思いでいらっしゃったんです。その言葉通り、その後、「財政再建プログラム試案」に対する「平成20年度本格予算財政課長査定書」には、「先天性代謝異常等検査事業」に予算がついていたんです。

鳥越 撤回されたということですね。

中井 平成20年度は、とりあえずこれまでどおり、公費で「新生児マススクリーニング」が受けられるようになります。その後についてはまだわかりませんが、「人の命に関する事業は削減しない」と橋下知事はおっしゃいましたので、その言葉を信じたいです。

■チャリティの普及

日本でもチャリティの精神は広まってきたけど、ヨーロッパに比べるとまだまだですかね（鳥越）

福田　30年くらい前に誰かが「薬をチューインガムみたいに販売できる時代を目指す」って言っていて、まさにいまそうなっているという話を聞いたことがあります。健康な人にでも、誰でもガムみたいに薬を買えるということを製薬会社としては目指してきたって。

　メタボ検診だって、病気でもないけど政府が始めたでしょ？　だけど、結局儲かるのはいろいろな企業なんじゃないかな。

鳥越　予防は治療にならない。予防では金も政治も動かないということでしょうね。

福田　医療助成も、わからない部分がまだまだあるんです。「インターフェロン」の場合は1年くらい治療して治れば薬を飲まなくていいけど、飲み薬の場合、月に1万円くらいとして、一生分を計算すると相当なお金になるわけです。その飲み薬については、年間5

億円くらいで患者全員をフォローできるんですよ。
今回、研究費で16億円の予算がついたんですよね。その16億円をどこに渡すのかというと、国の研究機関。もちろん、研究はしてもらいたいけど、それだけの予算をつけられるなら、年間5億〜6億くらいの費用を出してもいいんじゃないかなと思うんですけどね。そういうこと考えていると、年金騒動で無駄にいくら使ってるんだって、頭にくるわけです。ねんきん特別便や、調査費用など、もともと発生しなかったはずのお金なのに平気で使うわけでしょう?

中井　必要なところにお金が行ってないですよね。ムコ多糖症の薬もまだまだ不完全なものなんです。患者数が少ないために需要がないので、誰も研究もしたがらないし、募金も研究費にあてなきゃダメなんですけど。
この間もⅥ型の治療薬がやっと承認されたけど、どのお薬も病気が完治するお薬ではないんです。実際耀《よう》も、治験からいままで治療薬の投与を受けていますけど、内臓は以前よりは少し改善されているものの、それでも健常な子供に比べるとやっぱり内臓肥大、心臓の弁の変形、骨の変形はありますし、息づかいもだいぶ楽になっているとはいえ、少し運動しただけで息があがってしまいます。

いま日本で承認されているⅠ型、Ⅱ型、Ⅵ型のお薬はさらに完治するように研究を進めてもらいたいし、残りの治療法のないタイプの治療薬の研究も、どんどん進めていってもらいたいと願っています。

それと、日本では難病の治療薬の研究者に対する寄付がまだまだ足りないと思います。アメリカに耀《よう》と夫がいるときにウォーキング大会やチャリティイベントのようなものがあって、二人が参加させていただいたんですけど、患者家族が自ら表に出て歩くだけで寄付が集まるんですよね。これはムコ多糖症に限りません。パーキンソン病[38]もそうですよね。以前、ニュースでもやっていたんですけど。ロンドンかな？　チャリティのためのマラソンでいろいろな方が走られて、完走したらチャリティの募金をするというのを見て、あいうことが日本でもどんどん盛んに行われて、研究費をたくさん集められるようになったらいいなって思っています。

鳥越　日本でもチャリティの精神は広まってきたけど、ヨーロッパに比べるとまだまだで

㊳パーキンソン病
脳が出す運動の指令がうまく伝わらず、スムーズに動けなくなる病気。

すかね。

福田　耀《よう》くんの薬代ってどのくらいなんですか?

中井　点滴は、小児慢性特定疾患になっているので、料金自体は私たち家族の収入に応じて支払うんですけど、それでも必ず毎月の請求になるので決して安くないです。それに、耳鼻科にも通っていますので、医療費全体として考えると、負担は大きいですよね。

福田　「インターフェロン」は海外では日本の約10分の1の値段だって聞いたんですよ。本当に約10分の1だったら医療費助成とかいらないな、と思って。1000円ってことですよね、日本では1本1万円するから。3割負担の保険がきいて1万円するんです。それがもともと1000円だったら医療費助成しろというようなことも言わなかったと思います。

だんだん疑い深くなってくると、「本当は完治する薬を持っているんじゃない?」とか思ってしまいます。それで、「インターフェロン」、「ペグ・インターフェロン」と「リバビリン」の併用とか、小出しにしてるんじゃないかとか、冗談で言っているくらいなんですよ。これ、ホントだったら大変なことですよね。

■日本の未来のために、いまできること
間違ったことをしている人がいれば、誰かが言わなければいけない（鳥越）

鳥越　福田さんの、これからの個人的な夢も教えてほしいな。

福田　自分のことをちゃんと考えなきゃいけないなとは思っています。やっぱり親も早く落ち着いてほしいって思ってると思うんですよね。

だけど、いまの夢とか願いとか目標を聞かれると、「肝炎治療を全員無料にしたい」ということがいちばんに出てきちゃう。それに、製薬会社とか、本当に悪いことをした人たちはまだ表に出てきていないでしょ？　たくさんの人が肝炎になってたくさんの家族がつらい思いをしているということを、知っているのか知らないのかもわからないけど、どこかで悠々自適に暮らしているのかなって。悪いことをしたら、必ず罰せられるような世の中にするっていうところまでもっていきたい。そうしないと、「どうせ言い逃れられる」

ってなると、変わらない気がします。そういうことを許さない社会にしていきたいんです。

裁判のなかでも明らかに国や製薬会社が悪いことがわかっているのに、肝炎の権威と言われる医師から「肝炎なんて重篤じゃない」とか、「『インターフェロン』があるから被害はないだろう」「打ってもほとんど感染しない」「感染しても発症するのは稀だ」とか、恐ろしい発言がためらいなしに発せられているのを聞いて、いろいろな思いがこみ上げてくるんです。

「じゃああなたが一回肝炎に感染してみればいいじゃない。ほとんど発症しないんでしょ？　万が一、発症しても『インターフェロン』で簡単に治せばいい。私たちがどんな思いで過ごしてきたかも知らずに、私たちの目の前でよくそんなことが言えるわね」って。

もう、本当は裁判自体もつらいわけです。知れば知るほど許せない思いも出てくるし、普通に生きていたらそんな人の醜さも見る必要がなかった。国のことまで考えて、疑うこともなかったかもしれない。

普通に恋の話をしたり、今日のご飯は何にしようかって考えたり、毎週ドラマを見て友達と楽しく笑って。それで良かったはずなのに。

鳥越　間違ったことをしている人がいれば、誰かが言わなければいけない。その悪循環を断ち切るためにも、やっぱり言い続けないといけないしね。

■私たちのこれから

いまやっていることは絶対に未来の子供たちにマイナスにはならないはず（中井）

いままでやってきたことに何一つ無駄なことはなかった（福田）

鳥越　いま、世の中の流れとして、社会的ダーウィニズム[39]というのがありますね。それ

㊴社会的ダーウィニズム　ダーウィンが唱えた進化論の、生存競争、適者生存、優勝劣敗などの概念を人間社会に当てはめ、それに沿った政策を主張する立場。

に対しておかしいんじゃないかと感じて、じゃあみんなで良くなればいいじゃないかという考え方を持つ人が出てきてるっていう動きもあるんですけどね。いまのところはどちらが人数が多いかというと、勝てばいいんだっていう人たちのほうが多い。

福田　自分さえ良ければいいという考えで起きる問題が目立ってきていますよね。ということは、人数を逆転させればいいんですよ、簡単に言うと。だからやっぱり普及活動をしなきゃいけない。

中井　そうですね。私もまだまだ慣れないけど、講演会がんばります。

鳥越　お二人は、これからどんな活動をされるのですか？

中井　私は、福田さんに負けないくらいに、毎週講演会が入るくらいに、自分から「矢面に立っています」と言えるくらいがんばっていこうと思います。いまはまだこわごわ、手探りで進んでいる状態なので。今日は勇気をもらえました。

福田　私は早く身を固めたいと思います。そうなったらフェードアウトするかも、なんてね(笑)。

中井　結婚したら旦那さんにカレーいっぱい作って、冷凍しといてあげれば大丈夫よ。

福田　自分でやってくれる人を探します（笑）。

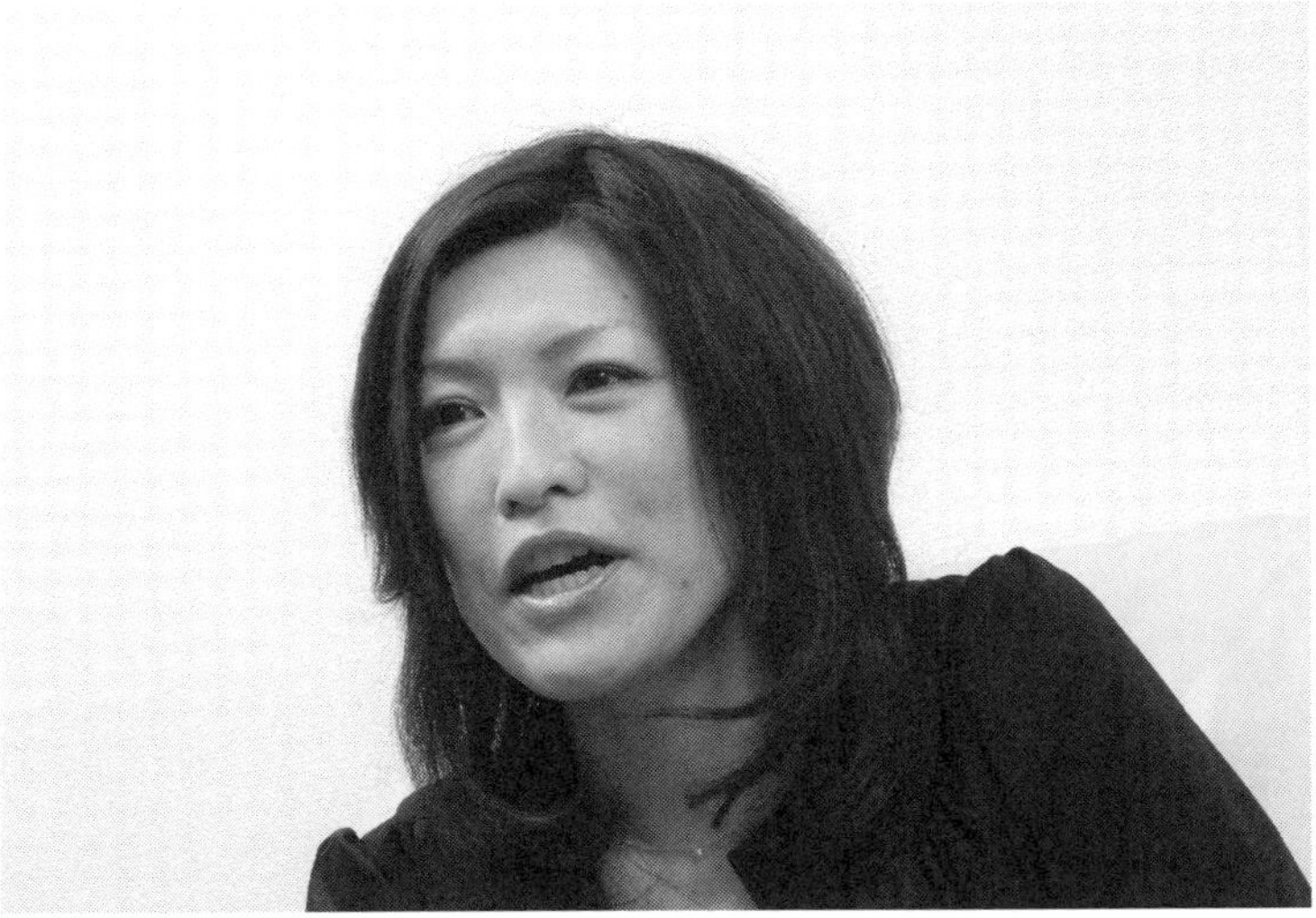

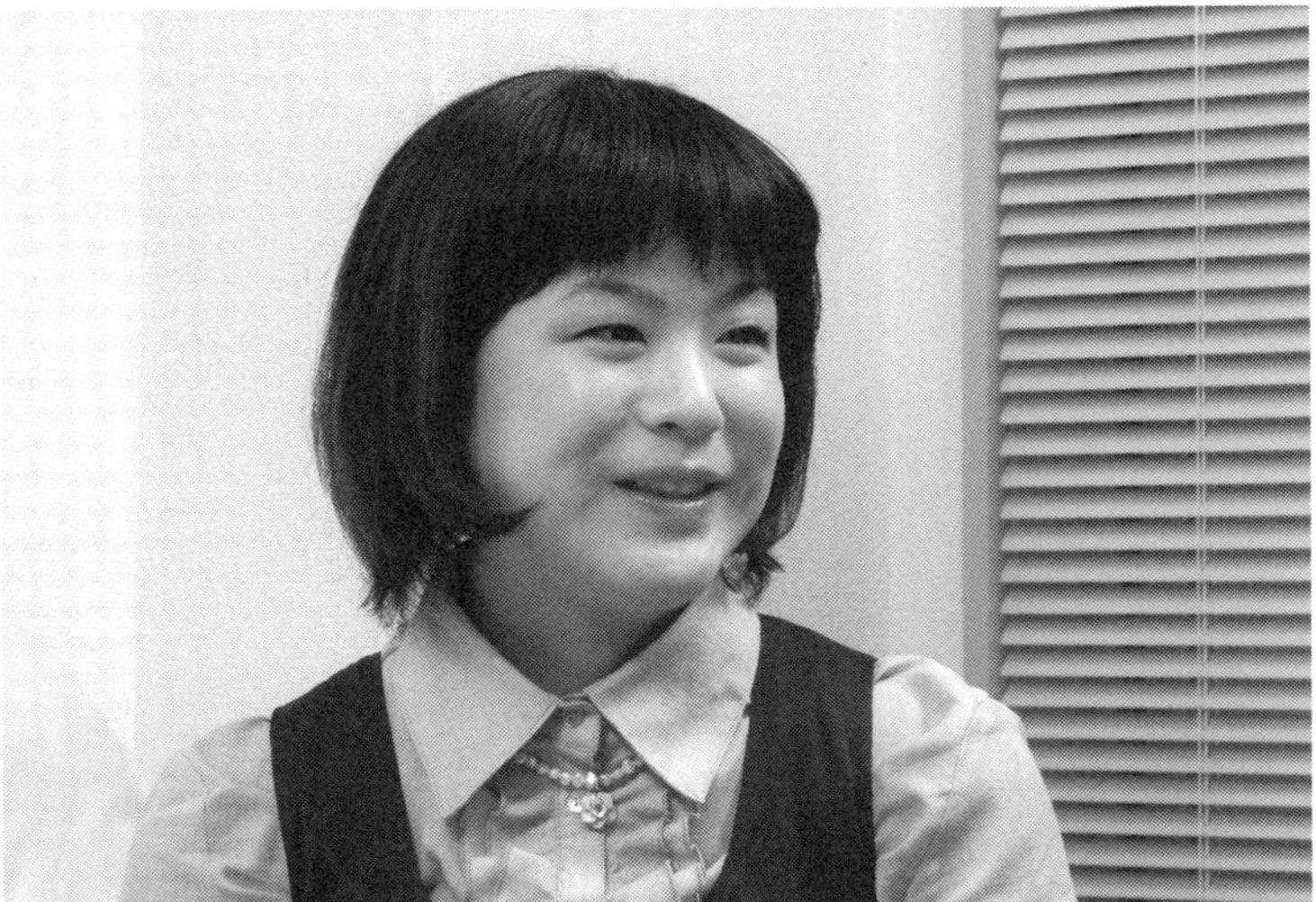

中井　私ね、ちょうど1年前くらいに、25年勤めていた会社を辞めたんです。仕事をしているときは、毎日仕事に追われて、帰宅するのも午後8時を過ぎたりして、子供たちにも寂しい思いをさせてたと思うんですよ。でもいまは、海里《みり》と耀《よう》が、「ただいま〜！」って帰ってくる姿をゆっくり見ることができる。これはね、どのお母さんにとっても小さな幸せを感じる瞬間の一つだと思うんですけれども、ムコ多糖症という難病を抱え、決して健常ではない子供の母にとっては、どんなものとも天秤にはかけられない、とても贅沢な時間なんです。

この間も、海里《みり》と耀《よう》が相次いで風邪でダウンしてしまったんですが、いままでとは違って、ずっと側で看病することができたんです。

そんななか、耀《よう》が「こんなに近くにいたら、ママにうつっちゃうよ」と、自分がいちばんつらいはずなのに、私を気づかってくれるんですよ。もう、本当にびっくりして。

どのお母さんも、子供の健やかな成長は願っているはずなのですが、難病を抱える子供を持つ親が願っていることは、「もっと生きてほしい」なんです。

耀《よう》が、海里《みり》と一緒にこの先もずっと生きてくれれば、その一歩一歩の成長を、宝物のようにしていこうと思っているところです。

福田　耀《よう》くんも、いままでのがんばりが承認に至ったわけだから、この先、完治する治療薬ができる可能性はありますから。がんばってほしいですよね。

中井　もし耀《よう》に間に合わなくても、いまやっていることは絶対に未来の子供たちにマイナスにはならないはず。絶対プラスになると信じているので。やり始める人がいないと結果が出ないし。

福田　いままでやってきたことに何一つ無駄なことはなかったですからね。中井さんの骨髄バンクのことだって、耀《よう》くんには合わなかったかもしれないけど、日本のどこかで骨髄バンクで助かっている人はいるはずなんでね。

中井　いま、骨髄バンクの登録者が設立当初の目的だった30万人を突破したんですね。私がしてきたことなんて、たいしたことではないかもしれないけど、やっぱりそういうふうに言っていただけると、活動していて良かったたって思います。

それから、この前、関西骨髄バンク推進協会主催の市民フォーラムでパネリストを依頼されたので、その受付で募金活動をさせてほしいとお願いしたところ、二つの受付すべてをムコネットに提供してくれたんですよ。そのことに対して事務局の方にお礼を言ったら「まりさん何言ってるの。まりさんたちがいてくれたおかげで、どれだけの人がドナー登録してくれて、骨髄移植の例が出たことでしょう。これくらい当たり前ですよ」って、反対にお礼を言ってくださったんです。当時一緒に骨髄バンク登録の推進活動をさせていただいていた方からの思いがけない感謝の言葉に、「やってきたことに意味はあった」と思えました。

鳥越　骨髄バンクの活動もそうやって人につながっていくんですね。

中井　本当に、最近そのことをとても感じます。そのほかにも、クラッベ病㊵の患者会の会長さんが、『命耀《かがや》ける毎日』を読まれて、お電話をくださったのです。それはなぜかというと、耀《よう》と夫がアメリカに行ったくらいのときに、ご次男が骨髄バンクからの提供で骨髄移植されて、いま進行が止まっている状態だそうなんですね。「中井さんたちが骨髄バンクの活動をされていたことを知らなかった。次男は骨髄バンクからの移植で成功しているので、お礼を言いたい」とおっしゃられました。わが家が活動していたから、ドナーさんが見つかったわけではないんですけど、無駄なことではなかったのかもしれないなって思えるようになりました。

福田　本当にそうだと思いますよ。無駄なことなんてないんです！

中井　骨髄バンクのことは、「関西骨髄バンク推進協会」という大きな会になっているのでそれはもうお任せしておいて、ムコ多糖症の子供たちのこと、新しい新生児マススクリーニングのこと、私にできることはほんとにちょっとだけですけど、一緒にお付き合いしてくださるたくさんの方がいらっしゃるので、私はそっちのほうでやっていきたいと思います。

鳥越　少しずつでもできることをやっていくしかないですね。そして、広く伝えたいときにはメディアを使ってもらえればいい。

㊵クラッベ病
ムコ多糖症と同じ、先天性代謝異常症の一種で、脳の神経線維が徐々に変性していく進行性の小児難病。

■若い力が国を変える

若い人たちに伝えることの意味も、強く感じられました（中井）

一人じゃない、お互いのために闘えているんです（福田）

中井　この間、さらにすばらしいことが起こったんですよ。ムコスマイルの、葛西臨海公園でのイベントで一緒にボランティアをしてくれた20代の女の子が、私にお礼を言ってくるんです。なぜお礼を言われるのかわからなくて、「私のほうがお礼を言わないといけないのに」って言ったんです。せっかくの休みをボランティア活動に1日費やすわけですから。そうしたら、彼女が言うには、「ムコネットと関わったことで、私の将来の就職先を決めることができました」って。どこだと思います？　それが、薬事審査機構（独立行政法人医薬品医療機器総合機構）㊶なんですよ。

福田　宮島彰氏（当時の医薬局長）が天下りで行ったところですね。

中井　まさにそうです。私がいちばん初めに厚生労働省で話をした、川原審査管理課長（当時）も行かれたと聞いています。そこに就職を決めたんですよ。「自分が実際にそのなかに入って、お薬を待っている人たちのためにがんばろうと思います」って。

そうやってね、心ある若者たちがなかに入っていろいろなことを変えていってくれたらどんなにすばらしいかと思うんです。

私たちが活動をし始めた翌年の親の会に、その川原審査管理課長が来られて、挨拶されたなかでね、「僕はとっても悲しいことがあるんです。厚生労働省の内定が決まったある学生さんが、断りに来られた」と。「厚生労働省は批判ばっかりされて、仕事に魅力を感じない。だからほかのところにします」って、内定をした学生さんが去られたっていう話をされたんです。

その挨拶を聞きながら、「そう言われないような厚生労働省に一緒に変えていこうって

㊶薬事審査機構（独立行政法人医薬品医療機器総合機構）
医薬品の副作用などによる健康被害救済業務、薬事法に基づく医薬品・医療機器などの審査関連業務、医薬品や医療機器などの品質を確保する安全対策業務を行っている。

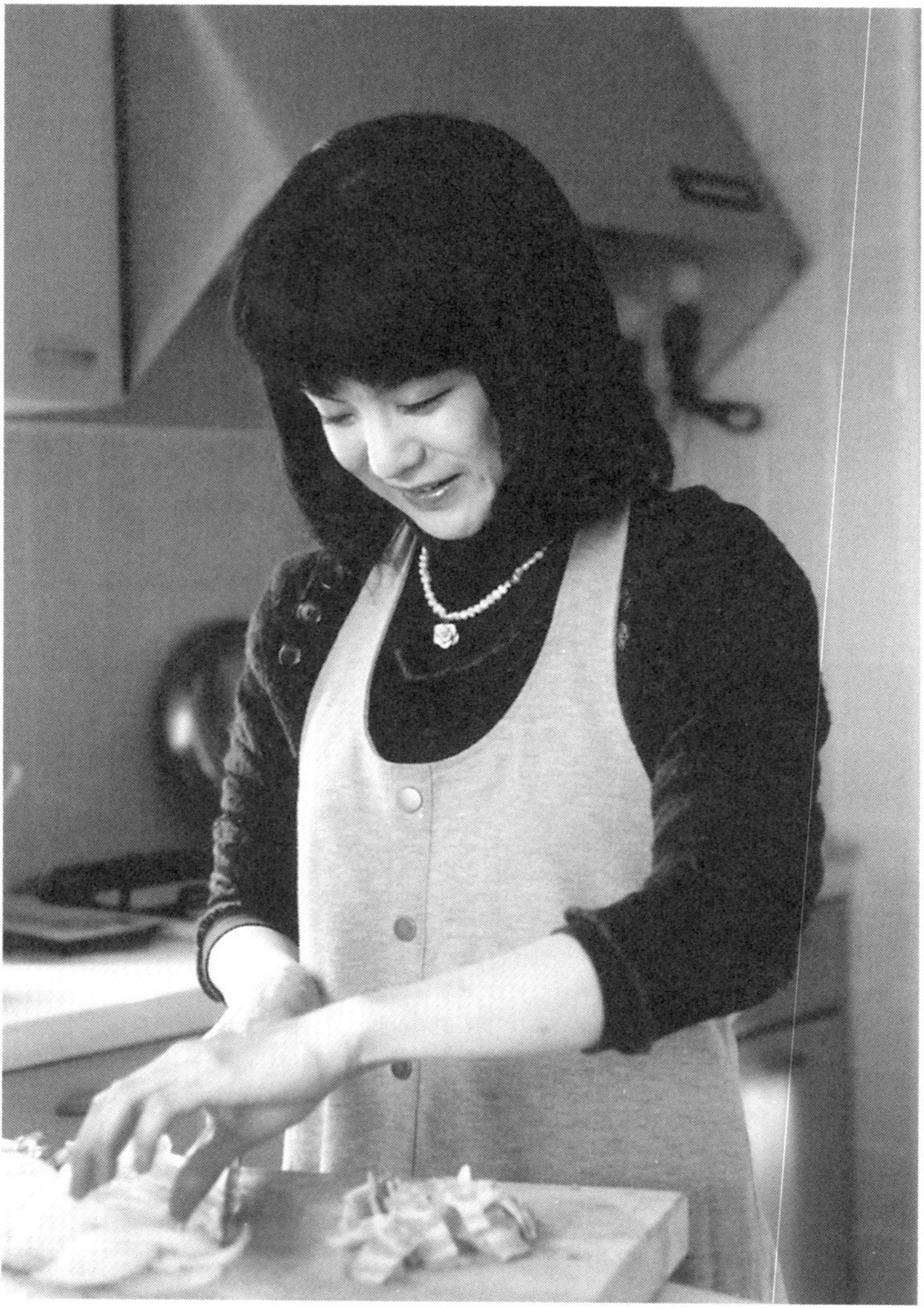

家族やお客さんに手料理を振る舞う福田衣里子さん

言えばいいやん！」って、思ったんですよね。そのことをいま思いだしました。

若い力がそういうところに入っていって、何かいいほうに変わっていってくれたらすばらしいなって願っています。その第一歩が、彼女がそうやって就職を決めてくれたということ。そういうところから、若い人たちに伝えることの意味も、強く感じられました。

■一人だけではなく、みんなのために

自分のためでもあるし、仲間のためでもあったんです（福田）

私なりの力をもっと発揮しないと（中井）

鳥越　これまでお二人に本当にたくさんのお話を伺ってきましたが、話してみていかがで

したか？

中井　福田さんはもう、テレビでみたとおりの、思ったとおりの可愛らしいお嬢さんで。ただね、普通のお嬢さんだったら娘と思えるくらいなんですけど、やっぱり話してみてもいっそう同志だなと確認したというか、どちらかというと、私のほうがまだまだという感じです。

福田　そんなことないですよ。でも、確かに、同志ですよね。私たちの原告団でも、山口さんとも出田さんとも、年齢が離れているじゃないですか。でも、三人娘って言ってますから。声が大きくなったり、話が長かったりするのも全部注意しますしね（笑）。

中井　福田さんが、みなさんに注意するの？

福田　お互い注意し合うんです。年とか関係なくてみんな名前で呼んでいるし。毎日一緒にいるからか、いま、どういう思いでいるのかも、感じるんですね。あ、山口さんいまこう言いたいけど言えない状況だろうなとか、役割分担みたいなものもできるようになったし、毎日、「じゃあまた明日ね」って言って別れるんです。こういう挨拶を交わすのは、学生時代ぶりだなって、同級生気分です。「また明日」って言うことなんて、しばらくなかったから、そういう仲間がいるというのはやっぱりうれしくもあったし、強みでもあった。いろいろなことがあるから、そのときは悲しかったり怒ったりするけど、一人じゃない。自分だけががんばっているわけじゃないから、ここまでこれた。

あと、原告はみんな肝炎患者だから、治療しているときだって私より年上の人たちがみんながんばっているんだから、「こんなところで、きついきつい言ってられん」というのも励みになったんですよね。

鳥越　そういう同志とか、仲間がいるというのは、本当に心強いね。

中井　みんなそういう同じ思いで闘ってるんだよね。

福田　それがなかったらやめていたかもしれません。一緒に文句も言える仲間がいたからがんばれた。だからこそ、年齢とか関係ないし、自分のためでもあるし、仲間のためでもあったんですよね。

山口さんも学校の先生だったから、特に、いつも私を娘みたいに思ってくれて、自分のことではあまり泣かないのに私のことになると泣いてくれていました。いつもこう言うんです。「私たちは恋愛もして、仕事もして、夢も叶えて結婚して子供も産んで、ある程度のことは経験してきた。けど、20代の衣里ちゃんたちの世代はまだ何一つ経験してない。そういう人たちの被害が認められないっていうのはおかしいんだよ」って。そういうやりとりがあってこそ、お互いのために闘えているんです。
中井さんもたぶん自分のことだったらここまでがんばれなかったんじゃないですか。息子さんのためだからがんばれるんだろうなって。すごいお母さんだなと思います。息子さんや、息子さんと同じ境遇の人たちのためにと思うから、思っている以上のすごい力が出るんでしょうね。

中井　でも、福田さんの話を聞くと、もっともっと私なりの力を発揮しないとっていう気持ちになってきました。

福田　だけど私、自分のことだけだったら適当ですよ。もういいやって思いますもん。ご飯もね、一人だったらお茶漬けでいいやって思うでしょ？　だけど家族がいるから何か作ろうかなってなる。

中井　自分一人だと食べないね。

福田　私がご飯を作っているんですけど、お父さんがいない日はちょっと手抜きになる。お父さんがいたらもう一品、何か作ろうかなと思いますもんね。

中井　みんなのこと考えたほうがもっと楽しいよ。みんなで食べたほうがご飯もおいしいよって教えてあげたいよね。

鳥越　お二人とも、今日はどうもありがとうございました。お二人の言葉で励まされる人がきっとたくさんいると思います。

あとがき

わが家は、大阪府在住のごく普通の共働き夫婦と長女・長男の４人家族です。長男の耀《よう》が2歳のときに、『ムコ多糖症Ⅱ型』と診断され、難病とは無縁の生活をしていた私たちが、耀《よう》の病気を通して、いろいろな方と出会い、いままでは考えられなかった経験をし、そして平和で安全で豊かな日本が、じつは難病の子供たちにはとても住みにくい国だったことを知りました。

これは、２００６年5月に始めたブログのプロフィールに載せた文章です。ごくごく普通に生活してきたわが家が、骨髄バンクの普及活動、アメリカでの治験参加などの特異な経験から、ムコ多糖症の子供たちや、難病の子供たちに何かできることはないだろうかと思い、始めたムコ多糖症支援ネットワークの活動。

多くの方々と出会い、大きな波が起こり、２００７年10月、「ムコ多糖症Ⅱ型治療薬エラプレース」の早期承認、早期販売といういままでの日本では考えられなかったことが現実のものとなりました。

しかしその後、ドラッグラグの問題はムコ多糖症の治療薬に限ったことではないこと、

ＨＩＶ訴訟でもうなくなったと思っていた薬害が、「薬害肝炎」としてこの日本を蝕《むしば》んでいること、そして、日本全国で30年間継続され、８０００人以上の子供たちの障害を予防してきたとされる「先天性代謝異常等検査（新生児マススクリーニング）事業」を、わが家が住んでいるこの大阪府で廃止されそうになったことなど、平和で安全で豊かなはずの日本とは、かけ離れた国になっていることを思い知らされました。

「黙っていても何も変わらない、ただ待っているだけでは奇跡は起きない」

私はこのことを、わが子の難病を通して知りました。

いまの私の夢は、これから新しい新生児マススクリーニング「タンデムマス法」が日本全国の都道府県で公的事業として導入され、その検査にムコ多糖症が加わること。

そして、おばあちゃんになった私が、早期発見・早期治療によって大人になったムコ多糖症の患者さんの、耀《かがや》いている命を見ること。

さらに贅沢をいわせていただければ、おじいちゃんになった夫の側で、いいお母さん、お父さんになった海里《みり》と耀《よう》の子供たちに囲まれていたら、どんなに素敵なことでしょう。

海里《みり》も、耀《よう》も、未来の子供たちも――耀《かがや》ける命が少しでも多くなることを心から願っています。

中井まり

２００８年1月11日、薬害肝炎患者の救済法が成立し、原告団は国と和解した。「薬」という本来私たちの命を守ってくれるはずの存在が、ときとして人の命を攻撃する。今回の「薬害肝炎事件」には、あまりにも許しがたい真実と、人の醜さの犠牲になったのだという思いがあった。

そして、原告になりたくてもなれない、訴えたくても訴えられない人が大勢いるなか、私は、できる環境にいた。私には、すべきことがあるから、この環境にいるのだと思った。被害者が被害を訴えることは、とてもつらい行動だ。しかし、訴えたければ、なかったことになってしまう。問題は解決しない。そして、口を閉ざし被害を隠すことは、もしかしたら、「自分さえ良ければいい」という考えと同じなのではないかと思った。

人間の、自分さえ良ければといいという身勝手な思いが生んだ問題が、昨今社会に渦巻いている。薬害はその一つの形に過ぎない。薬害がなくなったとしても、根源が変わらなければ、形を変えて現れるだろう。

しかし、そんな身勝手な人間の対極に居続けることが、せめてもの抵抗だと思った。それが一律救済の理念のもとだ。命や人生は、侵しがたく代えがたい。それを奪い攻撃することは、誰にも許されることではないと思う。

今回、成立した救済法で救済されるのは、ごく一部で、350万人に及ぶすべての肝炎患者のより良い医療費助成、恒久対策へとつながる土台ができたに過ぎない。これからが、本当の闘いだと思う。

自分だけでなく、家族やまわりをも苦しめ、健康だけでなく、人生にまで被害を及ぼす、このような悲劇を繰り返してはいけない。大切な人に一日でも長く生きていてほしい。大切な人のために一日も長く生きていたい。誰もが、思うことだ。

命の重さは、みんな同じで、命以上に大切なものはない。これからも、私に何かできることがあるとしたら、やり続けたい。最良だと思うことをやり続けることは、ときに困難なこともある。しかし、それをやり続けることは、決して間違っていなかったと思う。

生きたいと言いながら亡くなっていった原告や、感染の事実を知ることができず、治療が遅れてしまった被害者がたくさんいることを知っている。私は、運良く生きている。

この命、無駄にはできない。

福田衣里子

福田衣里子（ふくだ・えりこ）

1980年10月30日生まれ。長崎県在住。

1999年　長崎西高等学校卒。
　広島修道大学人文学部中退。

2000年　ヨーロッパに一人旅に出る。

2001年4月　C型肝炎とわかる。

2004年4月　薬害肝炎九州訴訟の原告となり、実名公表をして活動を行う。

現在、講演活動のほか、厚生労働省の「薬害肝炎事件の検証及び再発防止のための医薬品行政のあり方検討委員会」委員として、今後の医療品行政の核を担っている。

中井まり（なかい・まり）

1963年8月21日生まれ。大阪府在住。夫・浩さん、長女・海里《みり》ちゃん、長男・耀《よう》くんの4人家族。

2001年1月　耀《よう》くんが進行性小児難病『ムコ多糖症Ⅱ型ハンター症候群』と診断される。

2004年2月　アメリカで治療薬の治験を受けるため、耀《よう》くんと浩さんが渡米。

2006年8月　支援者とともに『ムコ多糖症支援ネットワーク耀《よう》くん基金』（現ＮＰＯ法人ムコ多糖症支援ネットワーク）を立ち上げる。

現在、講演会や募金活動を中心にさまざまな活動を行っている。

日本の薬はどこかおかしい！

発行日　二〇〇八年七月十七日　第一刷発行

著者　鳥越俊太郎　福田衣里子　中井まり

写真　小島愛一郎

編集　久世和彦　伴藤舞子

編集人
発行人　阿蘇品　蔵

編集協力　太田美由紀　澁川祐子

発行所　株式会社青志社
〒107-0052
東京都港区赤坂6-2-14レオ赤坂ビル4Ｆ
ＴＥＬ　03-5574-8511（編集部／営業部）
ＦＡＸ　03-5574-8512

校閲　有限会社ケイズオフィス

ＤＴＰ　株式会社三協美術

印刷・製本　中央精版印刷株式会社